北京市科学技术委员会科普专项资助

"扫描" 脑血管病

王拥军 曾进胜 主审

秦海强 主编

科学出版社

北京

内 容 简 介

本书以通俗、简练的语言，讲述了常见脑血管病——卒中的基本概念、卒中的诱因与预防、卒中的识别、卒中的防治和卒中后的护理，以问答和知识点的形式展现大众所关心的脑血管病热点问题。

本书以纸质书为基本载体，采用图文、语音、动漫等多种媒体的形式呈现相关内容，适合关注脑血管病的人群阅读。

图书在版编目（CIP）数据

"扫描"脑血管病 / 秦海强主编. — 北京：科学出版社，2016.6

ISBN 978-7-03-047585-5

Ⅰ.扫… Ⅱ.秦… Ⅲ.脑血管疾病－诊疗 Ⅳ.R743

中国版本图书馆CIP数据核字(2016)第046595号

责任编辑：沈红芬 / 责任校对：郑金红
责任印制：赵 博 / 封面设计：陈 敬

科学出版社 出版

北京东黄城根北街16号

邮政编码：100717

http://www.sciencep.com

北京利丰雅高长城印刷有限公司 印刷

科学出版社发行 各地新华书店经销

*

2016年6月第 一 版 开本：720×1000 1/16

2016年6月第一次印刷 印张：7 1/4

字数：120 000

定价：39.00元

（如有印装质量问题，我社负责调换）

编写人员

主　审　王拥军　首都医科大学附属北京天坛医院
　　　　曾进胜　中山大学附属第一医院

主　编　秦海强　首都医科大学附属北京天坛医院

编　者　（按姓氏汉语拼音排序）
　　　　杜万良　首都医科大学附属北京天坛医院
　　　　李子孝　首都医科大学附属北京天坛医院
　　　　马　力　首都医科大学附属北京天坛医院
　　　　马锐华　首都医科大学附属北京天坛医院
　　　　穆军升　首都医科大学附属北京安贞医院
　　　　王　健　成都市第二人民医院
　　　　王蓬莲　首都医科大学附属北京天坛医院
　　　　谢国庆　北京广济中医院
　　　　张亚清　首都医科大学附属北京天坛医院
　　　　赵依双　首都医科大学附属北京天坛医院
　　　　郑华光　首都医科大学附属北京天坛医院

动漫制作　博影艺图科技（北京）有限公司
　　　　　重庆卡乐蓉广告文化传媒公司

插　图　陈鸿博　刘　硕

序 一

一提起卒中，很多人会联想到半身不遂、痴呆和死亡。随着我国经济的发展，生活方式的改变，卒中在我国的发病率呈快速上升趋势，目前已经成为我国首要致死性和致残性疾病，严重影响了民众的寿命和生活质量，同时也给家庭陪护、社会医疗保险等造成了沉重的负担。降低卒中危害的最好办法是通过健康教育，增加公众的卒中防治知识，让病人少发病，发病后采取正确的处理方法，减少卒中危害，不要引起更大的伤害。

为了提高科普宣传效果，让大众更便捷地了解卒中知识，由我科青年医生发起编写的《"扫描"脑血管病》，首次把传统纸质书籍与多媒体进行了结合，以纸质书籍为主要载体，而一些难以用静态媒介表达的内容，通过扫描"二维码"的方式，借助手机点击获取多媒体内容。这是一次大胆和有益的尝试，相信会受到不同年龄阶层人士的欢迎。

我希望通过此书的出版，让更多公众了解卒中，进而采取行之有效的方式减少卒中的危害。也希望以这种新的知识传播方式，积累更多的卒中健康宣教经验，为持之以恒的卒中防治工作带来新的活力！

王拥军

2016 年 3 月

i

序　二

　　脑血管病的患病率之高，从医院接诊患者之多可见一斑。无论在神经科门诊、急诊还是病房，总可以看到大量偏瘫、言语不清、口角歪斜的患者，他们大多数是脑血管病所致。神经科医生日常最主要的工作也就是为这些患者提供诊断和防治服务。然而，医生在脑血管病的防治中直接起到的作用非常"有限"，因为患者只有在发病早期接受住院诊疗、出院后每月或数月一次门诊复查时才与医生共同讨论治疗方案，其余大多数时间，患者见不到医生，主要进行自我康复和锻炼。更为重要的是，脑血管病的预防是全方位的，包括保持日常健康的生活方式等。一旦发病后，自我发现并快速转运到医院治疗极其重要。这些都要求大众对脑血管病的基本知识有所了解，才可能使脑血管病预防、急救、治疗和康复等过程变得更加通畅与高效，从而使大众从中获益，甚至挽救生命。

　　临床医生，尤其是知名医院的医生对脑血管病有着深刻的理解，他们了解国内外相关研究进展，能够客观地把最新的知识传递给大众，但由于工作繁忙，实际能从事脑血管病知识科普工作的时间很少。因此，当看到这本由国内许多知名医院的医生共同编写的科普读物时，非常感动和开心！他们利用业余时间精心编写这本读物实属不易。这些编者多为中青年医生，思维敏捷、视野开阔，创新性地把传统的纸版书籍与多媒体动画有机结合，在当下医学科普书中，别具特色。希

望这种新形式能给大家带来耳目一新的感觉，能让读者在轻松愉快的
氛围中接受脑血管病科普知识，并能运用学到的相关知识来保护自己
和家人！

曾进胜

2016 年 6 月 1 日

前　言

随着经济的发展、生活方式的改变，近 30 年我国卒中的发病率持续升高，卒中已经成为严重影响我国居民健康的疾病。大约每 12 秒钟就有一个卒中新发病人，有 1/6 的人一生中会发生或轻或重的卒中。卒中并不是少数不幸者的梦魇，而是可能危害到每个家庭的常见疾病。

脑血管病具有四高（高发病率、高死亡率、高致残率和高复发率）特点，给社会、家庭和病人带来沉重的负担与巨大的痛苦。例如，卒中存活病人中有 2/3 的可能性留下偏瘫、失语、痴呆等残疾，卒中远超外伤、先天性疾病等，是引起残疾的首要原因，给家庭的看护造成极大的困难。如果病人住院，每个急性卒中病人的住院费均超过了 1.1 万元，相当于中国人均可支配收入的一半，给家庭造成了沉重的经济负担。

与卒中的巨大危害相比，我国居民对卒中的认知相当匮乏。主要表现为患病前的懈怠及患病后的焦虑。由于缺乏卒中的基本知识，日常生活中不注意卒中的预防，导致中国成为卒中发病率很高的国家，很多老年人甚至不知道高血压可以引起卒中，许多老年人在一年之内未测量过血压，这在西方发达国家几乎是不可想象的事情。与此同时，很多家庭在遇到脑血管病后，会出现慌乱，不知如何采取急救措施，到了医院后也无法配合医生尽早开始治疗。甚至当医生要求家属签字时，会出现家属四处电话求助于自己的医生朋友的情况，耽误了宝贵的抢救时间。病人进入康复期后，不采取正确的康复方法，身体残疾和负面心理情绪进一步加重，给病人和家属带来了二次伤害。可以说，我国居民对卒中防治知识的匮乏，直接或间接地加重了卒中的危害。

我国居民缺乏卒中防治知识有两大重要原因。首先是存在侥幸心理，期望自己和家人远离卒中，从主观上不愿意了解卒中，但严峻的现实告诉我们，几乎每个家庭都有成员发生过卒中，甚至因卒中失去生命，卒中随时可能在你的身边发生。另外，目前获取卒中知识的方式有待改善。新媒体的发展，现代人遇到问题倾向于上网找寻答案，但网络上的信息多是碎片化的，繁杂无序，同一个问题，经常搜索出截然相反的答案。同时，网络上还充斥着各种有形和无形的广告，即使花费很长的时间也难以找到真正有价值的信息。

老百姓需要掌握卒中防治知识来维护自己和家人的健康，同时医务工作者的收入来源于税收，也有责任对大众进行医学知识科普教育。为此，首都医科大学附属北京天坛医院等多家医院的专家共同发起科普宣教活动，积极向大众传播卒中防治知识，以减少日益加重的卒中威胁。但采用什么样的形式才能达到理想的宣传效果呢，这曾一度引起争议。传统纸质图书内容详实、系统，科学性强，也符合大众的阅读习惯，深受大众尤其是老年人的喜爱，但也存在着无法展示视频、动画等多媒体内容的缺陷。基于此，在出版界专家建议下，我们以图书为基本媒介，将图文、语音、动漫等多媒体素材通过现代科技"扫描"的方法聚合到了实体图书上。使读者既能享受到阅读传统书籍的便利，也能体会到多媒体的魅力。

本书的出版得到了北京市科学技术委员会科普专项经费资助，保证了本书最终能以多媒体视频和漫画的形式呈现在读者的面前。同时，本书的编写得到了领导、老师和朋友的关心与帮助，使得本书更具可读性。对他们的帮助，在此一并表示衷心的感谢！

秦海强

2016 年 3 月

目　录

第一章　脑和卒中

第一节　大脑功能区

作为一名神经内科医生，在急诊或门诊的日常工作中，时常有病人问我：什么是脑梗死？我为什么会瘫痪、没办法说话？我头晕，可能是脑梗死吗？我和同室病友患同一种疾病，为什么感觉不一样呢？

在回答这些问题之前，先请读者了解人们运动、说话的"司令官"——大脑是如何工作的。

人的大脑如何工作

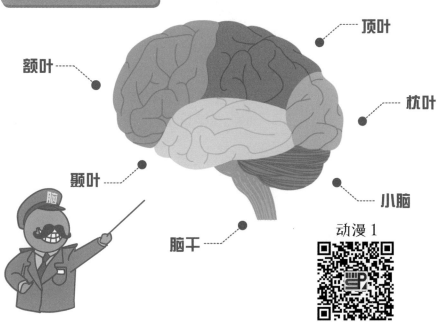

额叶

顶叶

枕叶

颞叶

小脑

脑干

动漫1

　　人脑作为人体的司令官，指挥着人体的一切生理活动，如肢体的运动和协调、感觉的产生、内脏的活动，以及说话、写字、思维等。举个简单的例子，大脑就像一个大的企业，由各个不同的部门组成，有财务部、人力资源部、外联部、设计部等，这些部门各司其职，管理着各自管辖范围内的任务活动。解剖结构上，大脑也是由不同的"部门分区"组成的，人脑的不同部位控制着不同的功能，大体划分为额叶、颞叶、顶叶、枕叶、小脑和脑干六部分，具体功能见下表。

　　相应地，这也就好理解不同的大脑区域受到损伤时就会出现不同的功能障碍，例如，脑梗死病人，有的瘫痪、说不了话，有的行走不稳，有的肢体麻木。还有的病人即使发生卒中，也没有什么临床表现，因为它损伤的是"相对无功能区"，也就是"后勤部门"。

部位		主要负责功能	受损时的影响
额叶		负责肢体活动，思维、计划，与个体的需求和情感相关	肢体瘫痪、做事缺乏兴趣，性格改变或语言能力受损
颞叶		负责听觉、语言能力	表达能力差，语无伦次，理解困难
顶叶	好吃　啥？这是我家？	感受疼痛、触觉、味道、温度、压力等，该区域也与数学和逻辑相关	无法辨别熟悉的场所，皮肤对冷、热等感觉异常

续表

部位	主要负责功能	受损时的影响
枕叶	负责视觉	视物异常，无法辨别颜色
小脑	协调肢体的运动，维持和调节肌肉的紧张，保持身体的平衡	平衡能力差，易跌倒，协调运动差
脑干	包括许多重要的生命中枢，如心血管运动中枢、呼吸中枢等	呼吸及心跳不规律，可危及生命

戚某，男，62 岁。

问：脑梗死是血管堵了，脑出血是血管破了，这两种"相反"的状态为何有时会发生于同一病人？

答：动脉硬化的血管就好比年久失修的水管，水管内表面凹凸不平，变得不光滑。当水管内有异物时，容易停留在水管内而发生堵塞（类似于脑梗死）；同时，由于水管壁脆性增加，易引起水管破裂（类似于脑出血）。因此，在脑复杂的血管网络内，不同的时间或者不同的部位发生血管堵塞和血管破裂都是有可能的。

第二节　卒中的基本概念

什么是卒中

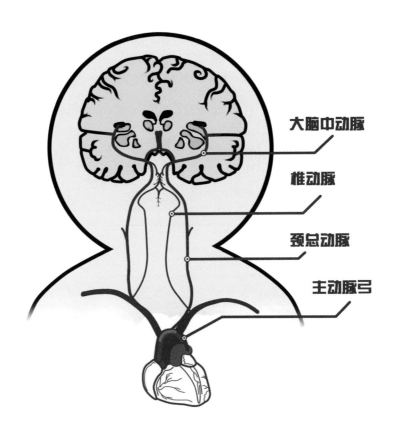

大脑中动脉

椎动脉

颈总动脉

主动脉弓

　　脑部由4根血管供血，即2根颈总动脉、2根椎动脉。这4根动脉在上行过程中，或进一步分支（如颈总动脉），或合并后再分支，这些不同的分支来为大脑供血。这些血管闭塞或破裂时，都无法正常供血，就会引起脑血管病。

卒中俗称中风，也叫脑血管意外，或者急性脑血管病，是脑血管在某一部位突然破裂或阻塞而引起的疾病。正常情况下，心脏把血液泵入脑动脉，脑动脉又逐渐变细成为小动脉，最后变成很细的血管，即毛细血管。毛细血管壁很薄，氧气和营养物质可由此进入脑细胞内。当血管突然破裂或阻塞时，血液不能够持续不断地进入脑内，血管远端的脑细胞氧供停止，也就是脑细胞不能"呼吸和吃饭"了就会逐渐死亡，无法再行使其应有的功能，也就是不能再指挥人体活动、说话等等，即发生了卒中。卒中是目前全球前三位的死亡原因及最重要的致残原因。

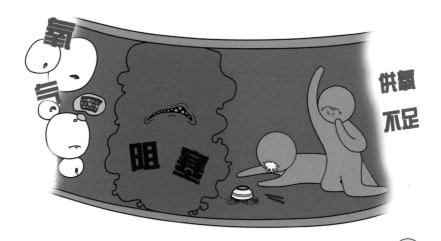

秦某，男性，50岁。

问：我有个疑惑，你们大夫一会说中风，一会说卒中。有时说脑梗死，有时说脑梗塞。这些叫法有区别吗？

答：中风是中医名词，卒中是西医名词，二者所描述的疾病基本上是一样的。至于脑梗死和脑梗塞的说法，正规的叫法应该是脑梗死，或者叫缺血性卒中，但从专业角度来说，不叫脑梗塞。

卒中有哪几种类型

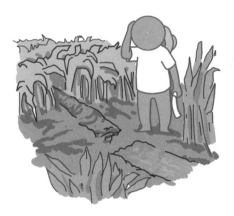

（1）缺血性卒中（脑梗死）：脑供血动脉由于狭窄或闭塞，使该动脉供血区的脑组织发生缺血、坏死。脑细胞由于得不到血液中的氧气和营养物质而死亡。就如同农民伯伯灌溉的水渠被堵上了，其负责灌溉的地得不到水，植物就都枯死了。

动漫 2

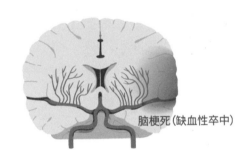

脑梗死(缺血性卒中)

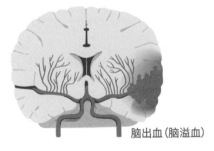

脑出血(脑溢血)

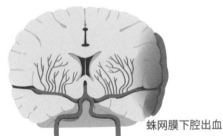

蛛网膜下腔出血

（2）出血性卒中（包括脑出血和蛛网膜下腔出血）：脑供血动脉破裂，血液进入脑内和脑周围间隙中。脑细胞因得不到正常的氧气和营养供应会死亡。另外，血肿压迫周围组织，也会增加一部分脑细胞死亡。就如同爆了的主水管，水漫得到处都是，分水管里也没有水流进去了。

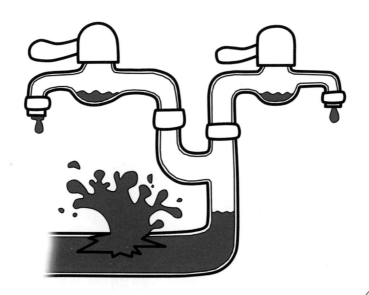

蔡某，男，28岁。

问：脑血管病不是老年人易得吗，我怎么就得了脑血管病呢？

答：脑血管病从来都不是仅发生于老年人的病，任何年龄，包括儿童、青少年等均可得脑血管病。了解脑血管病的知识，包括预防、急救等基本常识，对社会每个年龄段的人均有益处。

蛛网膜下腔出血和脑出血有什么区别

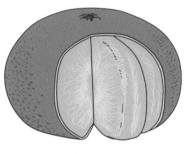

正常情况下

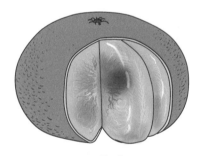

脑出血

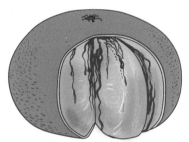

蛛网膜下腔出血

　　蛛网膜下腔出血和脑出血虽然都有颅内出血，但二者有很明显的区别。人的大脑是由一些实质和实质周围的间隙组成的，类似于橘子，橘子瓣之间是有空隙的。当出血发生在橘子瓣内时，称之为脑出血。对于老年人，多是由于高血压引起。当出血发生在橘子瓣之间的空隙时，称之为蛛网膜下腔出血。多发生于青年和中年人，是由动脉瘤或动静脉畸形引起。临床上，蛛网膜下腔出血和脑出血的诊断路径和方法有着明显的区别。

什么是腔隙性梗死

腔隙性梗死是指小的梗死灶。临床上，很多病人在进行 CT 或磁共振检查时发现了腔隙性脑梗死，却在临床上没有相符合的症状，在老年人更为明显。对没有症状的"静息"性腔隙性脑梗死病人，是否应用抗血小板治疗等存在一定的分歧，需要进一步的研究。病人更没有必要对影像学发现的腔隙性梗死紧张，定期到医院排查和治疗就可以预防大多数脑血管病。

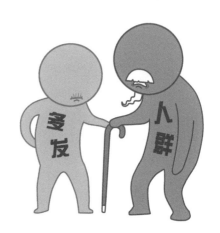

马某，男性，62 岁。

问：我有头晕病 3 年，时好时坏，头部 CT 显示腔隙性梗死，我的头晕是脑梗死引起的吗？

答：此腔隙性梗死为无症状性脑梗死，或者叫静息性脑梗死，与你的头晕无关。头晕的原因很多，很多器官的病变或心理因素均可引起头晕，还需要进行系统的评估，尤其应注意血压、血糖、贫血和心理因素等。

脑卒中会遗传吗

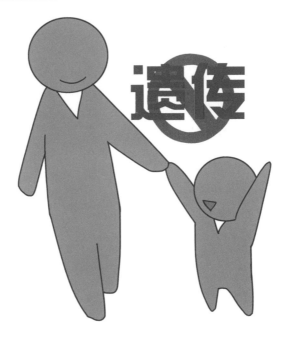

脑卒中并不是遗传性疾病，不具有遗传性疾病的特点。但是，亲属（包括父母、兄弟姐妹）发生脑卒中时，自己发生脑卒中的风险也要高一些。亲属中有脑卒中的病人，更应该定期筛查脑血管病的危险因素。

毛某，女，31岁。

问：我的父亲、母亲都得过脑梗死，我会得脑梗死吗？

答：脑血管病，包括脑梗死等，有一定的遗传倾向，即如果父母亲患脑血管病，子女患脑血管病的概率会有所增加。但脑血管病并不是遗传性疾病，采取健康的生活方式、定期体检能够有效预防脑血管病的发生。

脑卒中的发生和气候有关吗

天气寒冷时，脑卒中的发生概率要高一些。其原因并不是很多病人想像的，天气寒冷直接引起脑血管收缩；而是与天气寒冷，交感神经兴奋引起血管收缩、血液黏滞度增加、血流缓慢等因素有关。

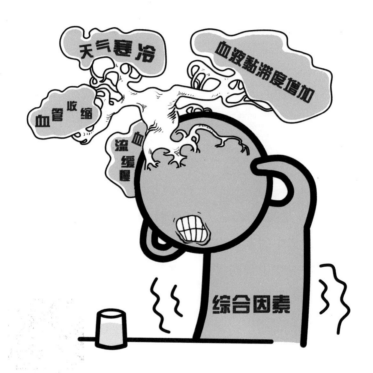

刘某，男，63岁。

问：天气寒冷时应该如何预防脑血管病？

答：应根据气温变化及时增减衣服，避免受凉。有研究发现，天气寒冷时会引起血压升高，增加脑血管病发生的概率，因此天气寒冷时，尤其要注意血压的监测，必要时在医生指导下调整药物。

第二章 卒中的诱因与预防

发达国家和发展中国家卒中变化趋势图说明了什么

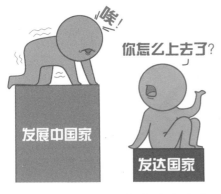

世界卒中组织明确指出，卒中是一种可以预防的疾病。采取健康的生活方式，控制卒中的危险因素（包括心脏疾病、吸烟、动脉粥样硬化等），可以预防约80%的卒中。近40年来，在西方等发达国家中，由于社会对卒中的重视，并采取了有效的预防措施，卒中的发病率下降了40%。而在发展中国家，由于生活方式的改变及对卒中预防措施的缺乏，发病率上升了一倍，已经超过发达国家的发病率。

动漫3

● 易患人群

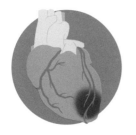

心脏病史

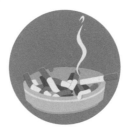

吸烟

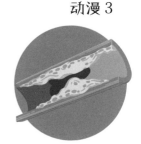

动脉粥样硬化

从下面这张图中可以看出，发展中国家面临更严重的卒中危机。同时也说明，采取积极的预防措施，可以明显降低卒中的发病率。

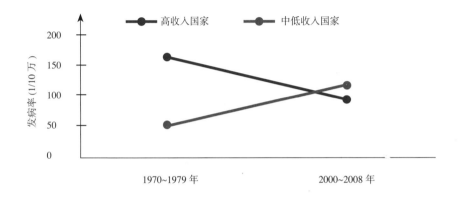

卒中发病率趋势

第一节　高　血　压

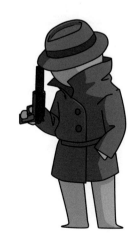

在卒中的众多危险因素中，最重要的就是高血压。然而，高血压是真正的无声杀手，它通常没有明显症状，有时直到发生卒中等严重后果时才被发现。

大多数高血压没有明显病因，与遗传、年龄、肥胖及饮食过咸等可能有一定的关系。但值得注意的是，小部分高血压是由其他疾病引起的。所以，在发现患有高血压后，建议您到医院就诊，明确是否存在相关疾病，这对年轻人尤其重要。

现在，人们越来越认识到早期发现高血压的重要性，成功地治疗高血压能减少 40% 的罹患卒中的风险。

血压正常值是多少

分　　类	血　　压
最佳血压	收缩压 <120mmHg 和舒张压 <80mmHg
正常血压	收缩压 <130mmHg 和舒张压 <85mmHg
正常偏高血压	收缩压 130 ～ 139mmHg 和舒张压 85 ～ 89 mmHg
高血压	收缩压 ≥ 140 mmHg 和 / 或舒张压 ≥ 90 mmHg

怎样才能确诊高血压

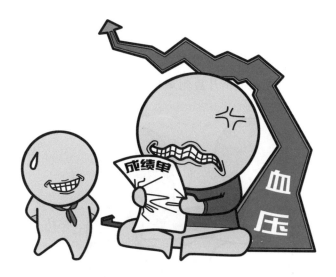

　　通过规范的测量和监测，就可以确诊是否患有高血压。如果不同时间点（最好不在同一天）三次血压测量数值都达到上述高血压标准，则可诊断为高血压。但是，血压值会受活动、情绪激动、紧张等因素影响，所以家庭自测血压、24 小时动态血压监测等较诊室内血压更能反映真实的血压水平。

测血压时有哪些注意事项

　　（1）在室温下、安静舒适的环境。

　　（2）坐位休息 5 ～ 10 分钟，腿不交叉。

　　（3）不说话。

　　（4）测量前 30 分钟内应避免吸烟、饮酒及喝咖啡。

　　（5）首次就诊时，应测量双侧血压。

　　（6）袖带不应绑在厚衣物上；上臂不应该被卷上的袖子压迫。

　　（7）同时测量和记录脉率。

白大褂综合征

　　有些人在医生面前血压会升高，称作"白大褂综合征"。这种血压升高是在医生面前感觉紧张的正常反应。如果第一次测量血压高，医生可能会在10~15分钟后再测一次，也可能要求您在家里再测量。如果过1周或1个月后测血压，您的血压读数会更准确。

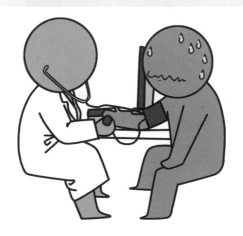

多长时间监测一次血压

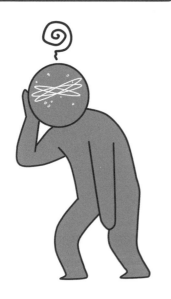

　　对于成年人来说，即使没有任何症状，也应该定期监测血压。通常来说，成年人每年至少测量一次血压，老年人、家族史中有高血压病史的人，更应当注意定期监测血压。出现头晕、头痛、眼花、全身疲倦等症状时，应当随时测血压。

如何降血压

早期的高血压，在开始服用降压药物之前，建议首先通过改变生活方式来降低血压，包括少盐、多食蔬菜水果、适度体力活动、减少工作压力。

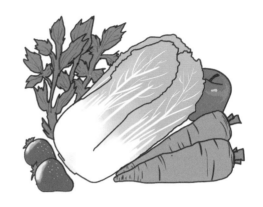

如果生活方式改变后血压仍不能达到正常，则需要同时服用降压药物。血压水平控制不佳的最常见原因就是没有规律服药。必须严格遵照医嘱，并且在医生的密切监测下进行。服药期间每天监测血压，养成记录"血压日记"的习惯，并定期就诊调整用药方案，不可"一药到底"。

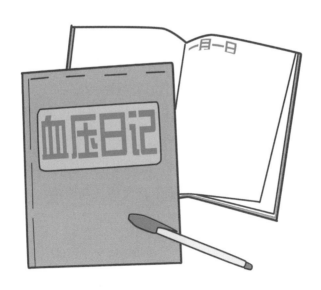

老百姓停用降压药的几个 "借口"

很多病人服用降压药一段时间后，自行停药，问其原因，则有各种 "借口"。对病人的停药借口进行归纳，通常有以下几种：

借口一：降压药导致 "舒张压" 过低所以停药。实际情况是，如果收缩压非常高，即使舒张压正常或偏低，也应该把收缩压降到150mmHg 以下，如果有可能最好降至 140mmHg 以下。通常情况下，对于正常或偏低的舒张压，应用降压药降低收缩压的同时，对舒张压影响较小。

借口二：随着年龄增长，血压应该保持较高水平所以停药。实际情况下，无论多大年龄，血压应尽可能控制在 140/90mmHg 以下。对于一些老年人，如确实难以控制收缩压，则应至少争取控制在150mmHg 以下。

借口三：停用降压药后血压正常，因此不再长期服用降压药。实际情况下，由于药物在体内代谢有一定的时间，刚停降压药时，由于药物仍有后续作用，血压还处于正常水平，过一段时间后血压会逐渐增高。另外，自行尝试停用降压药时，有些病人还会出现 "反跳" 现象，导致血压急剧升高而发生意外。血压正常和平稳正是降压药追求的目标，达到这一目标后，应该继续用药物保持下去。

借口四：血压虽高，但没有任何症状不需要长期服用降压药。实际情况是，大多数的高血压病人没有任何的不适症状，但长期的高血压会对心、脑、肾等器官造成危害，最后发生严重的临床事件。因此，即使病人没有任何症状，也应该毫不犹豫地长期服药。

借口五：降压药对肝、肾功能影响大所以停药。实际情况是，目前常用的降压药对正常的肝、肾功能影响都不大，即使对少数病人有影响，在停药和治疗后，肝、肾功能也基本上能够恢复。对于肝、肾功能差的病人，医生会根据代谢途径有选择地用药，如果仅仅是担心对肝、肾功能有影响而停药其实是"因噎废食"，完全没有必要。

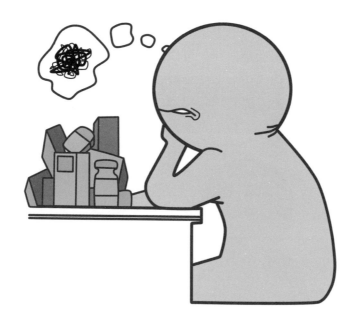

黄某，女，52岁。

问：我是一名高血压病人，平时服用降压药物，如果漏服一次降压药物怎么办？

答：如果漏服了不要紧张，千万不要把两次的剂量合在一起服用，以免导致血压骤降，造成严重后果。一般长效降压药漏服后不必加服，但是要自我监测血压。

什么情况下可以考虑停用或者减用降压药

很多病人关心，什么情况下可以减量，甚至停用降压药。在这里告诉大家，通常情况下，降压药是要坚持长期服用的，只有少数情况下可以根据具体的情况减量，甚至停药。

（1）脑血管或者供血脑部的血管（如颈动脉、椎动脉）严重狭窄，当血压降低引起脑缺血时，考虑减药或停药。但应该注意，在这种情况下，虽然保持一定的高血压，可以增加脑部供血，但对心、肾等其他器官是有害的，应当由专业医生综合考虑，有时甚至需要多学科医生共同商议决定是否停药。

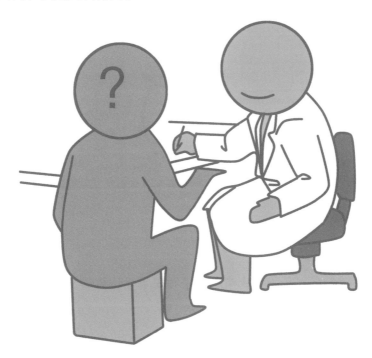

（2）继发性高血压，已经找到明确的原因，并且经过恰当的治疗后血压恢复正常者，可以停用降压药物。

（3）生活习惯发生改变，如采取低盐饮食、适当体育锻炼、心态放松等，在监测血压的同时，考虑逐渐减药，甚至停药。但此种情况仅见于血压轻度增高的病人。

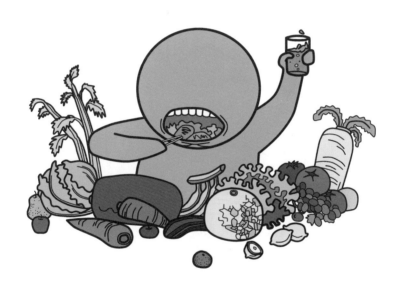

再次强调，绝大多数病人确诊为高血压后，应当长期坚持服药，少数情况下的减药或停药，应当咨询专业医生，由医生进行综合判断后决定。

第二节 高 血 脂

我们经常谈论血脂、高脂血症等，但是血脂到底是什么，大多数人并不是很了解。

什么是血脂

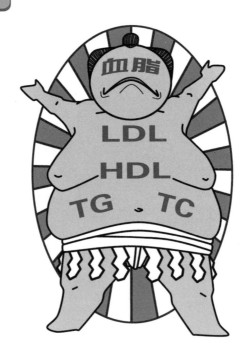

血脂是一个统称，在医院检查时，血脂包括了不同的项目：甘油三酯（TG）、总胆固醇（TC）、低密度脂蛋白（LDL）、高密度脂蛋白（HDL）等。

甘油三酯就是脂肪，食物中的肥肉主要成分就是甘油三酯。胆固醇是一种油复合体，大部分由肝脏制造，总胆固醇包括游离胆固醇和胆固醇酯（与蛋白结合的胆固醇）。胆固醇必须与脂蛋白结合才能运送。低密度脂蛋白把胆固醇从肝脏运送到全身组织，引起动脉硬化或脂肪肝等，称之为"坏胆固醇"。高密度脂蛋白把组织多余的胆固醇运输至肝脏进行处理，起清道夫的作用，称之为"好胆固醇"。坏的胆固醇减少，好的胆固醇增多，是我们对待血脂的基本态度。

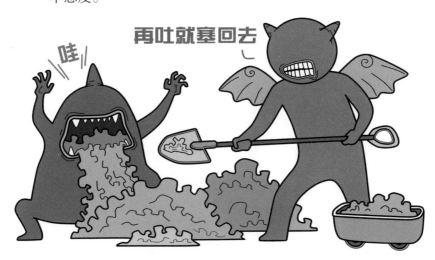

侯某，男性，55 岁。

问：经常听说，中老年人应该低脂饮食，不应该吃高脂的食物，那么哪些食物老年人应该尽量少吃呢？

答：通常肥肉、动物皮、内脏等，含有较多的饱和脂肪酸，过量食用会引起血脂升高和动脉粥样硬化等，中老年人应少食用。

血脂化验有哪些注意事项

（1）空腹 12 小时以上；

（2）取血前 2 周时间保持日常饮食习惯；

（3）如血脂异常，需重复化验一次以证实，两次化验间隔时间不宜超过 3 周。

血脂指标在正常值范围，血脂正常吗

在医院化验单上，每一项血脂指标后都有一个正常值，很多病人发现自己的结果在正常值范围内，就觉得血脂正常了。这是一个误解，血脂的正常有"特殊性"，血脂是否正常是因人而异的。危险因素越多，血脂就应该控制得越低，这和"学习成绩越差，就应该更加努力学习"一个道理。

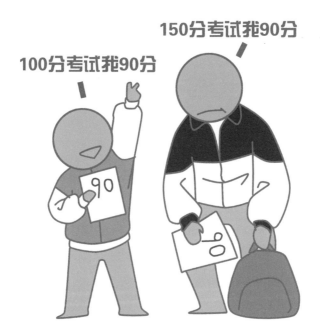

二步法教你学会判断血脂危险度

判断血脂在哪一个危险层次，除了要看血脂的化验结果外，还要结合年龄、性别、所患疾病等进行综合考虑，下面二步帮你算算你处于哪个危险层次。

第一步：首先算出包含很多危险因素的危险积分。根据下表，按照评分标准算出"危险积分"。

危险因素	评分标准	得分
老龄（男性 ≥ 45 岁，女性 ≥ 55 岁）	是 =1 分，否 =0 分	
吸烟	是 =1 分，否 =0 分	
高密度脂蛋白胆固醇 <1.04mmol/L	是 =1 分，否 =0 分	
肥胖 [身高 / （体重）]^2 ≥ 28 kg/m^2	是 =1 分，否 =0 分	
男性一级直系亲属在 55 岁前或者女性一级亲属在 65 岁前发生缺血性心血管病	是 =1 分，否 =0 分	
危险积分	最低 0 分，最高 5 分	

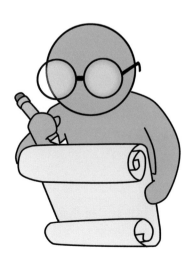

第二步：根据你的化验结果、所患疾病及上面的"危险积分"，对照下表，可以看出你的血脂是否异常及血脂异常危险程度。

危险分层	甘油三酯 5.18~6.21 mmol/L 或者低密度脂蛋白 3.37~4.13 mmol/L	甘油三酯 ≥ 6.22 mmol/L 或者低密度脂蛋白 ≥ 4.14 mmol/L
无高血压且危险积分 <3 分	低危	低危
高血压或危险积分 ≥ 3 分	低危	中危
高血压且危险积分 ≥ 1 分	中危	高危
卒中、冠心病、糖尿病	高危	高危

患心脑血管病的风险可以预估吗

有专家通过大量的临床试验发现，通过上面的血脂异常分层可以预估发生心脑血管病的危险。

（1）如果属于"低危"=10 年内发生心脑血管疾病风险 <3%；

（2）如果属于"中危"=10 年内发生心脑血管疾病风险 3%~10%；

（3）如果属于"高危"=10 年内发生心脑血管疾病风险 10%~15%；

（4）如果被诊断为急性冠状动脉综合征或者缺血性心脑血管疾病合并糖尿病，被专家额外称为"极高危"=10 年内发生心脑血管疾病风险 > 15%。

危险等级	10 年内发生心脑血管疾病的风险
低危	<3%
中危	3% ~ 10%
高危	10% ~ 15%
极高危	>15%

血脂控制的目标值是多少

危险等级	目标值
低危	低密度脂蛋白 <4.14mmol/L 甘油三酯 <6.22 mmol/L
中危	低密度脂蛋白 <3.37 mmol/L 甘油三酯 <5.18 mmol/L
高危	低密度脂蛋白 <2.59 mmol/L 甘油三酯 <4.14 mmol/L
极高危	低密度脂蛋白 <2.07 mmol/L 甘油三酯 <3.11 mmol/L

　　通常情况下，可根据危险因素设立目标值，先采用非药物治疗（改变生活方式）的方法，如果 3~6 个月后仍未达到目标值，应该服用药物治疗。另外，如果血脂水平过高，预计通过改变生活方式无法达到目标值，在发生急性心脑血管疾病后，应及早采用药物治疗。药物治疗以他汀类为主。

什么是"他汀"类药物

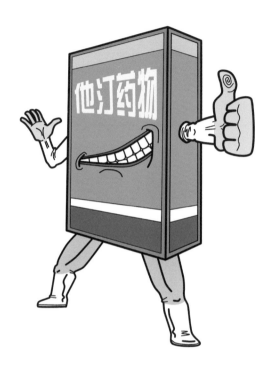

　　他汀类是一种还原酶抑制剂。简单地说，它通过抑制体内某些酶的作用，减少体内胆固醇的合成，从而达到降低血脂的作用。目前市面上的他汀类药物有阿托伐他汀、洛伐他汀、普伐他汀、辛伐他汀、氟伐他汀、匹伐他汀、瑞舒伐他汀等。近 20 余年的研究表明，他汀类药物是防治高脂血症最重要的药物。

使用"他汀"类药物的几条建议

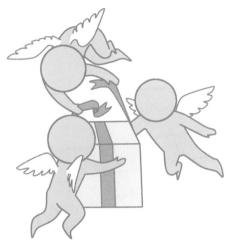

他汀类是"上帝"送给人类防治心脑血管病的"礼物"，下面是正确使用他汀类药物的几条建议：

（1）如果医生建议你使用他汀类药物，使用前应该检测肝功能和肌酶。

（2）他汀类药物有引起肌肉不适、肝酶和肌酶增高的副作用，治疗期间按照下列方法定期复查。

A. 治疗后第1个月应该检测肝功能和肌酶，如果正常，至少每6个月检测一次肝功能和肌酶；

B. 如果出现肌肉不适（包括疼痛、触痛等）、无力、排褐色尿等，应及时检查肌酶，并与治疗前水平比较；

C. 如果肝酶在正常高限的3倍以上，或者肌酶在正常上限的5倍以上，应停用他汀类药物。

（3）他汀类药物治疗的同时，进行非药物治疗，包括减少胆固醇的摄入，轻度或中度体力锻炼（如果肌酶有上升趋势，适当限制活动）。

（4）最后一点很重要：他汀类药物总体安全，不应该过度强调他汀类药物的副作用而拒绝使用，目前他汀类药物在我国总体使用严重不足。

正常成年人该多长时间测一次血脂

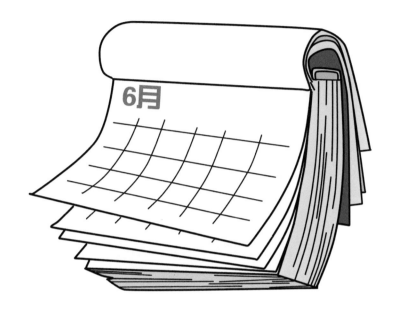

为了及时发现血脂异常，建议 20 岁以上的成年人至少每年测量一次空腹血脂，包括甘油三酯、低密度脂蛋白、高密度脂蛋白、总胆固醇测定。对于缺血性心血管病及其高危人群，则应每 3~6 个月测定一次血脂。对于因缺血性心血管病住院治疗的病人应在入院时或 24 小时内检测血脂。

张某，男，67 岁。

问：必须要空腹测血脂吗？

答：为确保血脂化验结果准确，需要空腹 12 小时以上采集静脉血进行检测。检测前晚上要休息好，而且不要暴饮暴食。

高脂血症病人如何进行膳食评价

项　　目	评　　分
1.您近1周吃肉是否< 75g/d：0 =否，1 =是	
2.您吃肉种类：0 =瘦肉，1 =肥瘦肉，2 =肥肉，3 =内脏	
3.您近1周吃蛋数量：1 = 0~3 个/周，2 = 4~7 个/周，3 = 7 个以上/周	
4.您近1周4吃煎炸食品数量(油饼、油条、炸糕等)：0 =未吃，1 = 1~4 次/周，2 = 5~7 次/周，3 = 7 次以上/周	
5.您近1周吃奶油糕点的次数：0 =未吃，1 = 1~4 次/周，2 = 5~7 次/周	
评分总和	

　　注：按实际情况填写评分，总分< 3 分为合格；总分 3 ~ 5 分为轻度膳食不良；总分> 6 分为严重膳食不良。

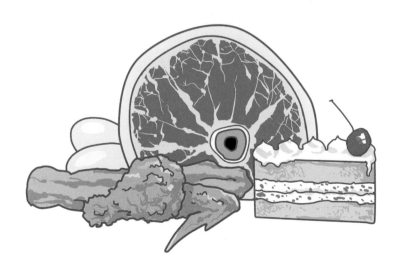

瘦人会发生脂代谢紊乱吗

通常情况下，高血脂的病人都是"胖子"，但血脂的代谢是一个复杂的生理过程，不仅与食物有关，还与体内的代谢有关。因此，即使长期素食，偏瘦者也有一部分人发生脂代谢紊乱，只是"瘦子"发生脂代谢紊乱的概率要比"胖子"低很多。因此，无论体型如何，都有可能发生脂代谢紊乱，应该定期到医院检查血脂情况。

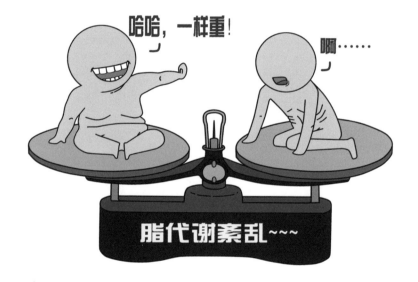

崔某，女，50岁。

问：我前几天化验发现血脂高，这会遗传给子女吗？

答：少部分人的高脂血症主要与遗传有关，如家族性高胆固醇血症。但多数高血脂与不健康的生活方式有关，因此养成良好的生活习惯、定期体检非常重要。

第三节　糖　尿　病

　　虽然名为糖尿病，但这一疾病的最主要特点是血糖升高。长期存在的高血糖可导致体内各种组织器官，尤其是心、脑、肾、眼、血管、神经等的慢性损伤。脑血管长期在高血糖的环境下更易发生病变，难以承受这"甜蜜的负担"，可能引发卒中。

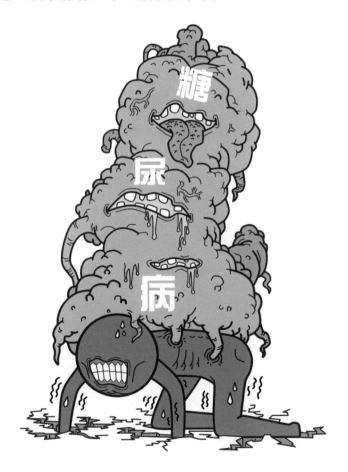

糖尿病与卒中的关系

（1）研究表明，糖尿病病人患卒中的危险性增加 3 倍。

（2）糖尿病病人比非糖尿病病人发生高血压的危险性增加 2 倍。

（3）约 42% 的卒中病人患有糖尿病。

（4）糖尿病病人也更容易肥胖和出现胆固醇增高。

总之，升高的血糖可通过各种直接或间接途径损伤血管，导致卒中。

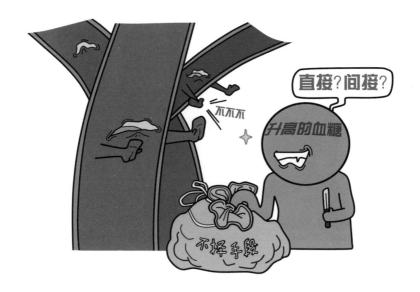

血糖的监测

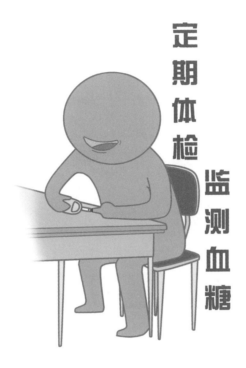

定期体检 监测血糖

　　并不是所有的糖尿病病人都有多食、多饮、多尿及体重下降等典型表现，因此，即使没有上述症状，也不要掉以轻心，建议定期体检，监测血糖。

　　值得注意的是，多数体检项目只包括空腹血糖值，但空腹血糖正常并不意味着一定没有糖尿病，最好要测定餐后 2 小时或任意时刻的随机血糖值，进一步明确血糖水平。

糖尿病治疗的"五驾马车"

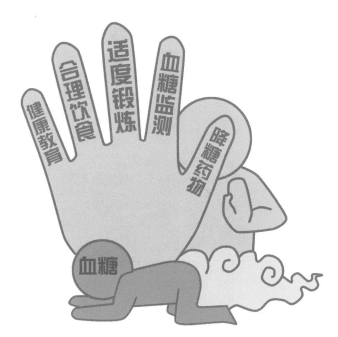

糖尿病病人仅靠药物治疗来降低血糖是远远不够的，通常需要通过"五驾马车"来综合驾驭：

（1）健康教育；

（2）合理饮食；

（3）适度锻炼；

（4）血糖监测；

（5）降糖药物。

只有"五管齐下"，才能将血糖控制在良好水平，并且减少长期并发症的发生风险。

第四节 吸 烟

吸烟如何引起卒中

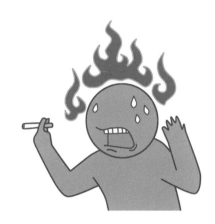

（1）长期吸烟能破坏动脉壁；

（2）使脑部动脉狭窄；

（3）减少血液的供氧；

（4）影响循环。

有关远离烟草的忠告

（1）吸烟者应该有戒烟的意识；

（2）不吸烟者也应避免被动吸烟；

（3）单纯的说服教育戒烟效果差，应动员全社会的力量参与，针对吸烟人群综合治疗，包括心理辅导、尼古丁替代疗法、口服戒烟药物等；

（4）公共场所应该有明显的禁烟标志，减少吸烟的危害。

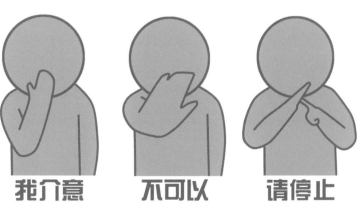

我介意　　不可以　　请停止

第五节 其他诱因

心脏疾病与卒中的关系

心脏的结构或跳动节律的异常可能导致卒中。心肌梗死、心脏瓣膜病等病人，心脏内容易形成血栓，如果血栓脱落并随血流堵塞脑血管，则可能引起卒中。另外，通常我们的心脏非常有规律地跳动，但是在某些因素影响下，也可能以一种不规律的节律跳动，这种节律称为心房颤。这种情况容易导致心脏内血流紊乱，形成血栓，栓子脱落，堵塞脑血管，引起卒中。因此，已知有心脏病者要定期复查，尤其是老年人应定期监测心电图以明确有无房颤等。

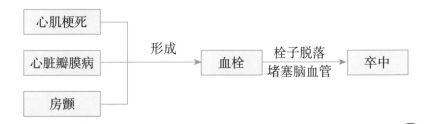

徐某，男，36岁。

问：我父亲患有心房颤动，最近做心电图未提示，是不是说明心房颤动好了？

答：多数心房颤动是阵发性的，一次心电图正常不能证明没有心房颤动，需要反复检查，定期监测心电图。

动脉粥样硬化性斑块与卒中的关系

　　颈动脉有斑块的病人，发生卒中的危险性高于无斑块者 3 倍以上。因此，建议定期检查颈动脉是否有病变，以便及早采取措施治疗。需要注意的是，中国人动脉粥样硬化斑块的好发部位与欧美人群不同，欧美人群的动脉粥样硬化以颅外动脉（如颈动脉）为最常见，而国内人群以颅内动脉（如大脑中动脉）最常见，因此对于中国人群来说，应注意筛查颅内动脉粥样硬化性斑块。

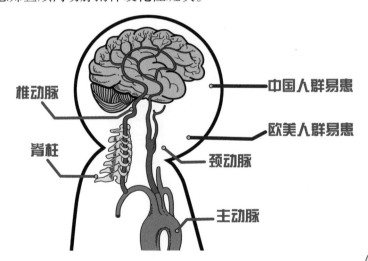

　　王某，女性，72 岁。

　　问：我在进行颈动脉超声体检时，发现颈动脉有一"低回声"斑块，需要手术或放置支架吗？

　　答：很多中老年人体检时会发现颈动脉有斑块，除个别严重狭窄（无症状的患者至少要狭窄 70%），否则不建议做手术或放置支架，因为手术或支架治疗本身就是有风险的。如管腔无明显狭窄，首先要考虑的还是控制各种危险因素，以及采取健康的生活方式。

第六节 饮食与体力活动

健康、美味饮食 12 点建议

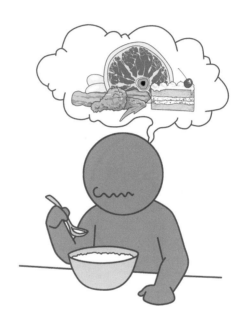

　　健康的饮食口感很差？从某种程度上确实是这样，但为了健康不能太放纵自己，下列几点是专家提出的建议，以健康饮食为根本，同时采用适当的方法增加口感：

　　（1）每天限盐总量 6 克，高血压病人每天限盐 3 克，但也不能完全无盐，建议用小勺称量，做到心中有数。

　　（2）尽量不要吃高盐食物，如果要吃，其含盐量应包括在每日总盐量中。知道下列食物的含盐量：酱油每 100 毫升含 15 克盐、榨菜每 100 克含 11 克盐，红腐乳每 100 克含 8 克盐。

　　（3）利用姜、蒜、葱、香菜、柠檬、果汁等来增加食物的口感，而不是用盐。

（4）烹调时，适当使用醋，可以增加食物酸味，减少对咸味的需求。

（5）每天吃 5 种以上的蔬菜和水果，餐餐有蔬菜，日日有水果，蔬菜、水果一定要新鲜。

（6）新鲜蔬菜每日应达到 300~500 克，其中一半以上应该为深色蔬菜，水果每日 200~400 克，相互不可替代。

（7）少食含饱和脂肪酸高的食物，例如动物的内脏、肥肉、蟹黄、鱼子等。

（8）采用保持食物原味的烹调方法，如蒸、炖、烤等。

（9）每日烹调油量 20~25 克（相当于 2~2.5 汤匙），控制烹调温度，油温不要太高，杜绝油炸食品。

（10）不喝酒或者限量饮酒，男性不超过 25 克酒精量，女性不超过 15 克酒精量。25 克酒精量相当于：啤酒 750 毫升，葡萄酒 250 毫升，白酒 50 毫升。15 克酒精量相当于：啤酒 450 毫升，葡萄酒 150 毫升，白酒 30 毫升。

（11）新鲜白开水是符合人体需要的饮用水，不要喝含糖饮料。

（12）胖子是一口口吃出来的，每天少吃一两口有助于减肥，不要以"扔掉可惜"为借口增加食量。

张某，男，60 岁。

问：听说适当饮酒可以预防脑血管病，我以前从来不喝酒，现在需要每天少量喝酒吗？

答：对于以前酗酒者，可以每天少量饮酒，但男性每天不要超过 50ml 白酒，女性每天不要超过 30ml 白酒。而以前本身就不喝酒的，本身就是很好的生活习惯，没有必要通过饮酒来预防脑血管病。

如何进行体力活动

与缺乏运动的人群相比，体力活动能够降低卒中发生率约 1/4，体力活动有助于治疗高血压、糖尿病、高血脂、肥胖等，通过不同的途径降低卒中发生的危险。

应该进行多大的运动量

很多老年人询问应该进行多大的运动量，下面是几条建议：

（1）成年人（部分高龄和疾病者除外）应进行每周至少 5 天、每天 30~45 分钟的体力活动。

（2）具体锻炼方式因个人喜好不同，通常是有氧运动，如快走、慢跑、骑自行车等。

（3）中老年人或高血压病人，可以进行心脏应激试验等，了解运动的限度。

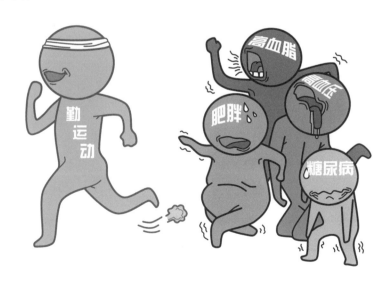

第三章 卒中的识别

第一节 卒中的常见表现

卒中的常见表现有哪些

由于不同卒中病人脑部病变部位、病变严重程度及自身情况不同，导致每个卒中病人的表现不尽相同。以下列举了卒中的一些常见表现：

（1）单侧肢体无力：通常表现为一侧肢体无力或只有胳膊或腿无力。如果出现这种一侧肢体麻木或无力的症状，那么卒中在脑的病变部位在对侧。例如，脑卒中病变在左侧，病人表现为右侧肢体麻木或无力。

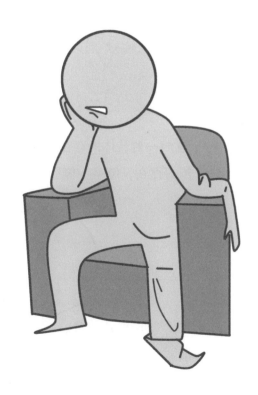

（2）平衡或协调障碍：虽然病人四肢的肌力正常，但是出现坐、站或行走困难。

（3）语言困难（失语或构音障碍）：失语的病人可能表现为不能理解或不能书写；或是可能理解正常，但不能表达或写字。构音障碍表现为吐字不清、说话含糊，即我们常说的"大舌头"。

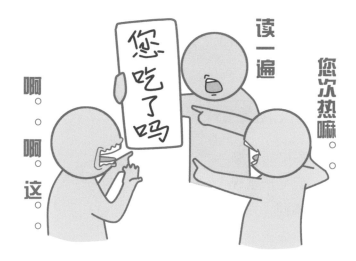

（4）忽略一侧肢体的存在或忽略一侧（病觉忽略）：病人经常感觉不到患侧的存在，忽略一侧肢体，或由于视觉忽略而只吃一侧盘子里的食物。

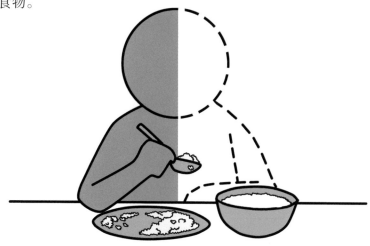

（5）疼痛、麻木或感觉异常：突发与之前发作性质不同的头痛，或是偏身肢体、躯体的疼痛；肢体麻木或感觉异常，尤其是肢体的末端如手指或脚趾，或偏瘫侧的面颊部皮肤有蚂蚁爬的感觉或有针刺感，或表现为对刺激反应迟钝。麻木常与天气变化有关，天气急剧转变、潮湿闷热，或下雨前后、天气寒冷等情况下，麻木感觉尤其明显。出现这些症状时，病人很难放松或感觉舒适。

（6）病人记忆、计算力、注意力或学习障碍（认知障碍）：病人可能有轻微的智能障碍或严重障碍，如病人可能记忆力下降、计算困难、注意力涣散、不认方向、不知地点、不知时间。

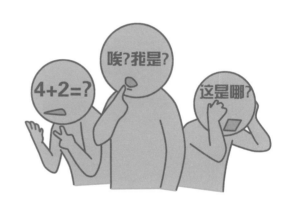

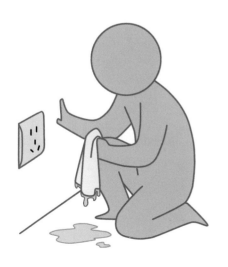

（7）判断力下降：病人可能对事件做出不正确的判断，从而可能出现一些危害自身或危害他人的危险行为。

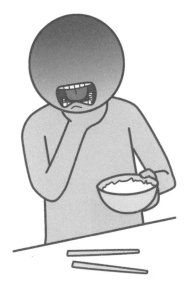

（8）吞咽困难：病人会出现下咽困难、饮水呛咳，导致病人不能摄入充足的食物，更严重者可由吞咽困难致误吸食物，食物进入气管进而引起吸入性肺炎。

（9）病人大小便控制有问题：引起自主神经紊乱时可出现大小便失禁，这种情况可以通过使用便盆或其他盥洗设备来解决。

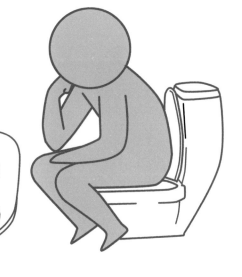

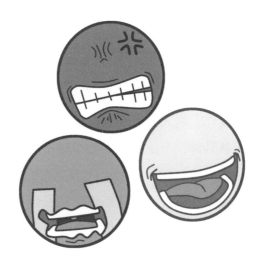

（10）易疲劳：易疲劳可能使病人康复受限。

（11）突然情感爆发，如突然哭、笑或生气：这些可能暗示病人需要帮助、理解和调整卒中后病人心理。

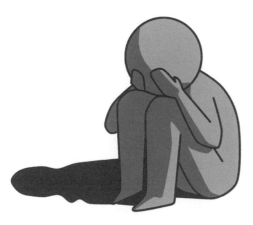

（12）抑郁：这在卒中病人中很常见。可能在卒中发生后不久或几周后出现，病人家属通常首先发现。脑损伤能影响病人的运动、感觉、行为举止、言谈和思想。卒中后有些病人大脑的一部分能正常工作，而其他部分不能。

（13）意识障碍：脑干部位的病变，或者任何部位的大面积病变，导致脑内负责清醒状态的神经细胞或神经传导通路受损时，可以发生意识障碍，包括昏睡和昏迷等，意识障碍的病人多提示预后不良。

需要注意的是，卒中病人可以出现上述症状，但出现上述症状的病人并不代表一定发生卒中。当不能确认病因时，特别是首次出现上述症状时应寻找专业医生的帮助。

什么是短暂性脑缺血发作

约 1/3 的卒中病人，在发病前数天、数周，甚至数月有短暂性脑缺血发作。病人常表现为突然的上肢、下肢无力，视力减退等，一般持续数秒钟、半小时或 1~2 小时不等。也可一天数次、数周一次、数月一次发作，但不到 24 小时就能自行缓解，不留任何后遗症。短暂性脑缺血发作多在清醒状态下突然发生，无征兆。它是由于大脑在短暂性的供血中断后，血流快速恢复引起。因病情迅速好转，病人及家属常忽视，但它却是卒中的重要先兆，早期到医院诊治，将可能防止卒中的发生。

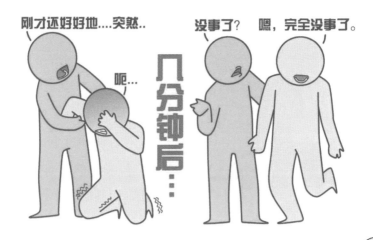

江某，女，36 岁。

问：我父亲像是"中邪"了，有时会出现说话不利落、右肢无力，但持续数分钟就缓解了，不痛不痒，这到底是什么病？

答：根据描述，可能是短暂性脑缺血发作，很可能是大的脑血管病的先兆，这种情况需要到医院急诊就诊，完善检查，明确病因。

为什么说"病人的健康，往往就差一个电话"

卒中是急性病，越早就诊效果越好。通常来讲，发生剧烈头痛、意识障碍等卒中症状时，病人不适感强烈，会拨打急救电话（120 或 999）。

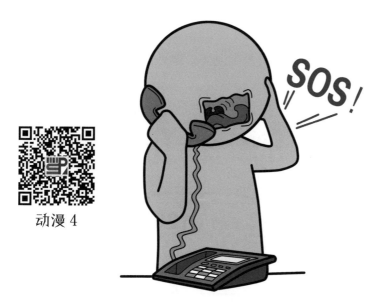

动漫 4

但有一些卒中早期并不引起明显的不适感，这些症状常被病人及家属忽视而延迟诊治，这是卒中病人预后差的重要原因。为此，卒中专家筛选了 3 个最易被忽视的症状，只要出现其中一种症状，就必须立即拨打急救电话，这可能是病人康复甚至存活的最后一次机会。

（1）突发口角歪斜：表现为口角向一侧倾斜，嘴唇闭合不全、流涎等，可通过让病人龇牙时观察是否有口角歪斜。

（2）突发一侧肢体无力：表现为单侧的上肢和 / 或下肢无力、麻木，导致病人不能持物，走路困难或不稳，或容易碰撞东西等。可以让病人双手平举，观察是否有一侧肢体下垂。

（3）突发言语不清：表现为不能说话、错语，或者不能理解他人的话等。可以让病人说几句简单的话，如说出家庭住址、工作单位等，以观察病人的言语是否正常。

上述 3 个症状，口角歪斜发生于脸（Face）上，肢体无力发生于手臂（Arm），言语不清表现在言语（Speech）上，发生这些症状时都应该与时间（英语词 Time）赛跑，通过社会急救服务把病人送到医院。上面 4 个英语单词的首字母组合为 FAST（汉语翻译为"快"），恰好说明了救治的紧迫性，并方便大众记忆，这是世界卒中组织推荐的每一个人都需要掌握的最基本的医学常识。

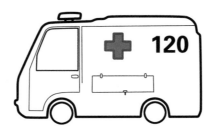

秦某，男，51 岁。

问：我父亲经常反复发作头痛，每次表现都差不多，这是脑卒中吗？

答：不一定是脑卒中。头痛的原因有很多，常见的如高血压、青光眼、精神紧张等，需要逐个排查。脑血管病虽然可以引起头痛，但通常表现为首次发作的头痛，或者与以往发作形式不一样的头痛，遇到上述情况应看急诊。

急救病人最好通过哪种方式运送到医院

前面已经强调，出现可疑卒中症状时应立即就诊。有些病人习惯于拨打 120 或 999；有些病人习惯于呼叫邻居，以协助其去医院；有些病人习惯于通知家属前来送往医院；而有些病人甚至乘坐出租车前往医院就诊。那么，上述哪种就诊途径最科学、病人承担的风险最小呢？

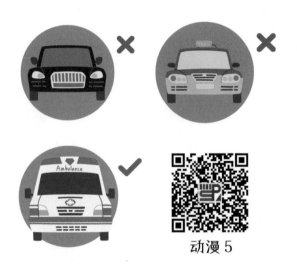

动漫 5

有研究指出，在通常情况下，拨打急救电话，也就是 120 或 999，通过社会急救服务转运（救护车）病人到医院就诊，是最科学的方法。

在救护车上，急救医生可以了解基本症状，帮病人选择合适的医院，开展基本的救治服务，并且救护车本身配备有抢救设备，发生危险时有利于开展抢救。因此，如果出现可疑卒中症状，建议公众不要通过私家车等途径就诊，而应通过拨打急救电话通过救护车转运到合适的医院。

第二节 卒中的临床仪器检查

一表看懂卒中的检查有哪些

脑血管病的检查甚多，到底每种检查都有什么用呢？脑部检查好像验收房子一样，既要查房子的结构，也要查水管、电路等。下面一张表帮你看懂卒中后检查项目。

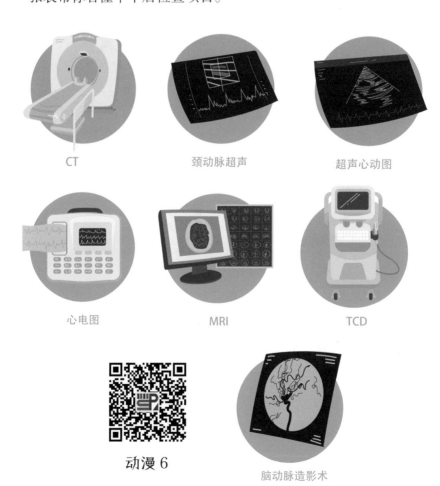

CT　　　　　　颈动脉超声　　　　　超声心动图

心电图　　　　　　MRI　　　　　　TCD

动漫 6

脑动脉造影术

检查部位	检查项目	是否有放射线	是否注射增强剂	价格描述*	主要应用
脑结构	常规 CT	是	否	低	快速评估脑实质
	常规磁共振	否	多数为否	较高	详细评估脑实质
血管	颈部血管声	否	否	低	筛查颈部血管狭窄情况
	经颅超声多普勒	否	否	低	通过血流速度间接反映血管狭窄情况，用于筛查
	CT 血管造影	有	有	高	颈部和脑的血管检查
	磁共振颈部血管成像	否	有	高	颈部血管检查
	磁共振脑内血管成像	否	否	高	脑的血管检查
	斑块高分辨率磁共振	否	根据情况	高	仅用于血管壁上斑块的局部详细评估
	血管造影	是	是	最高	最准确地反映血管狭窄情况，有创伤性，上述检查完成后才考虑
脑电检查	脑电图	否	否	高	多数不需要，仅少部分怀疑癫痫时用

* 价格低于 500 元为"低"，超过 500 元为"高"。

辅助检查能够提供哪些信息

（1）判断是哪种卒中：是脑梗死、脑出血，还是蛛网膜下腔出血？

（2）协助判断病情严重程度：病灶面积大，或者位于小脑和脑干的新鲜病灶通常病情较重。

（3）协助查找病因：引起脑梗死的原因很多，有动脉斑块脱落、心脏病引起等，需要进行相关辅助检查；不同的病因，治疗选择有区别。

（4）协助治疗决策：如是否需要施行支架置入术、外科手术，需要进行术前评估。

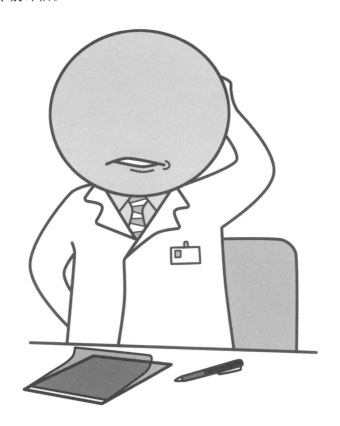

常用检查分别有哪些用途

（1）常规 CT——计算机 X 射线断层扫描：成像迅速，大约 3 分钟，尤其适用于急诊；对出血性卒中（脑出血和蛛网膜下腔出血）的诊断率很高，适用于出血的诊断或排除。

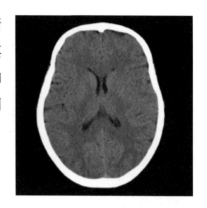

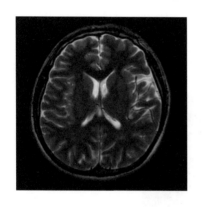

（2）常规磁共振：成像清晰度高，能够发现小的病灶；能够分辨陈旧性梗死和新鲜性梗死。

（3）颈部血管超声：提示颈部大血管（检查颈动脉、椎动脉、锁骨下动脉）是否有狭窄；发现动脉斑块，判断斑块是否容易破裂。通常来说，斑块的回声越低，斑块越不稳定，容易脱落，造成脑血管闭塞。

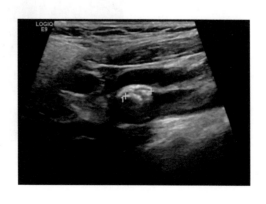

（4）经颅超声多普勒（TCD）：通过探测血流速度、方向、频普的形态等，判断血管有无狭窄，有时能协助判断侧支是否开放。

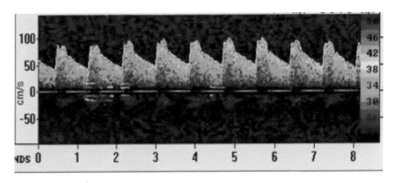

（5）CT血管检查（CTA）：通过注射造影剂，结合CT技术，可以对颅内血管和颈部血管同时成像，观察血管是否狭窄，以及管壁的情况。

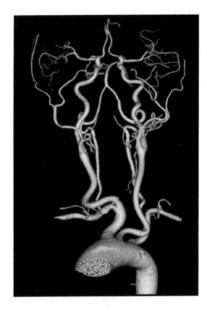

（6）磁共振血管成像（MRA）：磁共振颈部血管成像需要注射造影剂，而磁共振脑部血管成像则不需要注射造影剂；观察血管是否有狭窄。

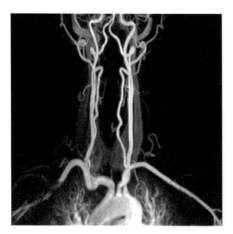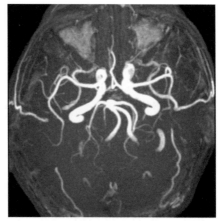

（7）血管造影（DSA）：可以详细评估脑和颈部血管的狭窄情况，以及是否有侧支循环；操作有一定的创伤性，费用较高，通常在完成其他血管检查后采用这种检查。

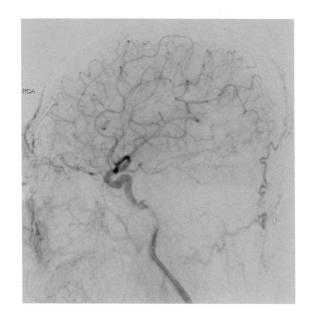

（8）其他检查：除上述直接对脑血管或供应脑的颈部血管检查外，卒中后还通常进行下表所列的检查。

心脏相关检查	心电图	寻找卒中的病因是否由心脏疾病引起
	超声心动图	
	24 小时心电图	
血液相关检查	血、尿、便常规	帮助监测药物的副作用等
	肝、肾功能	
	凝血功能	

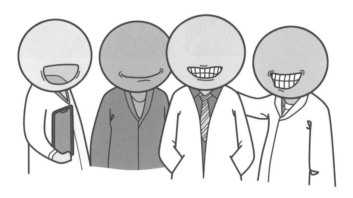

张某，男性，56 岁。

问：很多朋友体检时，做了颈动脉血管超声和头部 CT 检查等，我也需要进行这些项目的体检吗？

答：考虑到费用 - 效益比，很多国家的指南明确指出健康体检时，并不需要做颈动脉血管超声检查，西方发达国家也没有对颈动脉血管进行常规超声检查。至于头部 CT，检查本身有辐射，更不建议常规进行。

第四章　卒中的治疗

第一节　药物治疗

什么是最合理的治疗（理想的治疗卒中的医院标准）

卒中的治疗应以病人为中心，需要多方面人员如医师、护士、物理治疗师、职业治疗师（帮助提高穿衣、洗澡等生活技巧）、营养师、社会工作者、家庭护理人员等共同协作，为病人提供药物治疗、功能康复、言语障碍矫治、心理咨询、健康教育等综合服务，进而达到花费低、疗效好的目标。

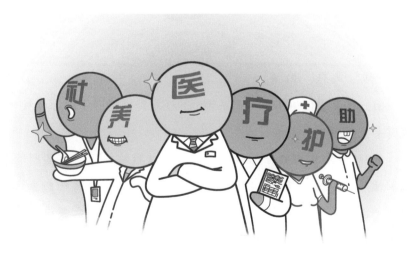

常用药物治疗有哪些

卒中的类型不同，相应的药物治疗也不同，卒中治疗常用药物见下表。

药物种类	常用药物	目　　的
抗血小板药	阿司匹林、氯吡格雷、潘生丁	卒中预防
抗凝剂	肝素、华法林	卒中预防
溶栓剂	组织型纤溶酶原激活剂	急性期治疗

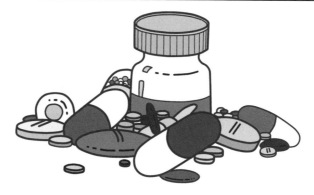

余某，女性，80 岁。

问：我没有任何不适，做头部 CT 检查时发现有一腔隙性梗死，我需要常规服用阿司匹林吗？

答：CT 上发现的腔隙性梗死为无症状性脑梗死，或者叫静息性脑梗死，对这一部分人群，是否应该服用阿司匹林有一些争议，目前并没有足够的服用阿司匹林能够获益的证据，还需要进一步的研究。如果没有其他服用阿司匹林的指征，单靠 CT 发现的脑梗死不建议服用。

什么是溶栓治疗

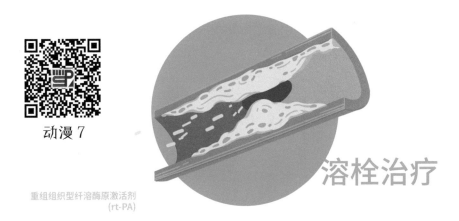

动漫 7

重组组织型纤溶酶原激活剂
(rt-PA)

溶栓治疗

溶栓治疗是通过使用溶栓药物将阻塞脑血管的血栓溶解掉，使阻塞的血管再通，受损的脑细胞在短时间内恢复功能，进而缓解病人的症状。

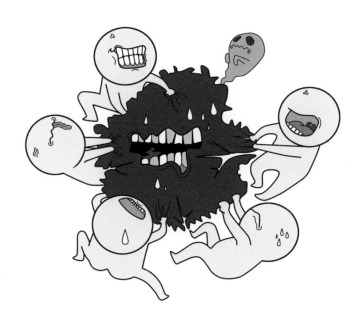

目前已经证实的治疗超早期缺血性卒中（通常指起病 3 小时内用药）最有效的药物是重组组织型纤溶酶原激活剂 (rt-PA)。对于符合适应证的超急性缺血性卒中的病人来说，静脉应用重组组织型纤溶酶原激活剂溶栓治疗效果好于其他任何药物。

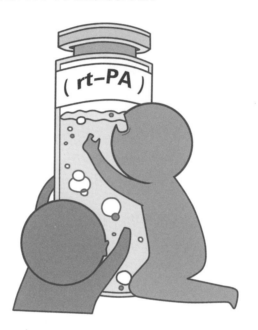

李某，男，32 岁。

问：我母亲突发左侧肢体无力 10 小时到医院就诊，诊断为脑梗死。医生为什么没有给我母亲进行溶栓治疗？

答：溶栓治疗是有时间要求的，一般静脉溶栓要求在发病 4.5 小时以内，并且要符合溶栓的适应证才能进行溶栓治疗，并不是每个病人都能进行溶栓治疗。要提醒的是，及时就诊非常必要，即使不能进行溶栓治疗，也有利于医生观察病情，对症下药。

溶栓最基本的条件是什么

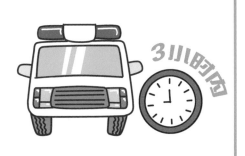
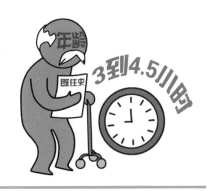
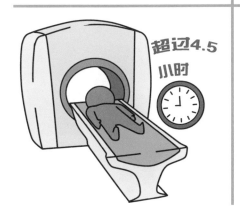
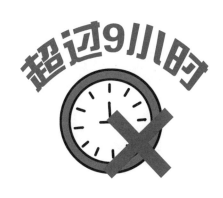

　　溶栓治疗最基本的条件是在发病后早期能够到达医院，在3小时内给药效果最好，在3小时至4.5小时给药，对病人的年龄、既往史等进行了限定。超过4.5小时者，需要借助现代多模式CT或磁共振的指导，条件也变得更加严格。但即使如此，溶栓治疗时间也不能超过9小时，否则将增加出血风险。因此，卒中病人能否及时到达医院，是能否接受溶栓治疗的基本条件。有专家指出，应当把卒中看成是比心肌梗死更急的疾病。

常用抗栓药物及其副作用

常用抗栓药物有两大类：抗血小板药和抗凝剂。

药物种类	常用药物	适用人群
抗血小板药	阿司匹林、氯吡格雷	动脉斑块引起的卒中
抗凝剂	肝素、华法林	心源性疾病引起的卒中

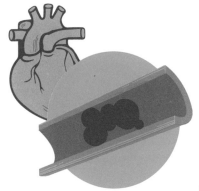

心源性

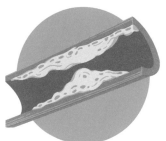

非心源性

动漫 8

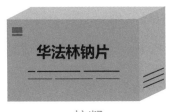

抗凝

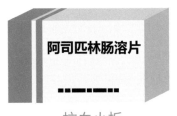

抗血小板

定期输液能治疗或预防卒中吗

　　定期输液预防卒中已经成为一种时尚，不知道从什么时候开始，门诊的病人开始要求定期输液。然而这种要求并无科学依据，不值得提倡。

　　而且目前定期输液的药物如复方丹参、蛇毒、低分子右旋糖酐及川芎嗪等，并不具有卒中预防作用。

　　目前脑卒中防治指南中有关卒中的治疗和预防是综合性的，其核心是发现危险因素，积极并长期进行危险因素的治疗和预防。

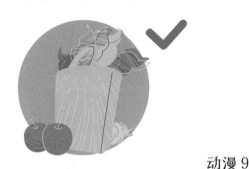

多吃蔬菜水果

动漫 9

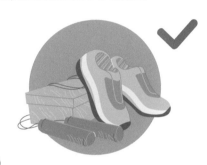

多做运动

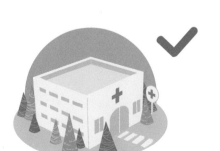

定期体检

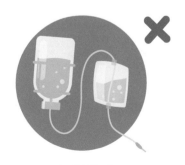

定期输液

第二节 外科治疗

什么是支架置入术

当脑血管狭窄到一定程度,严重影响脑供血时,可以通过支架置入来扩张狭窄的血管,从而增加脑血流量和防止栓塞。

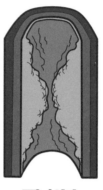 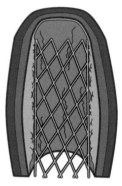

手术前 **手术后**

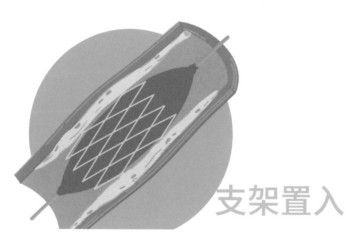

支架置入

动漫 10

支架治疗能有效改善血管狭窄，提高脑供血，避免卒中的发生。但支架治疗技术要求高，有一定的手术并发症，且费用高昂，术前需专业的医师进行详细的效益/风险评估，让病人能够最大获益。

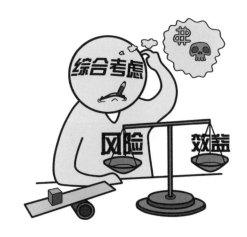

什么是颈动脉内膜剥脱术

对于颈动脉严重狭窄的病人，斑块的存在影响了血流的正常通过，而且斑块易脱落形成栓子，随血液循环阻塞脑动脉。颈动脉内膜剥脱术（CEA）是通过切除增厚的颈动脉内膜粥样硬化斑块来防治缺血性脑血管疾病。一般在病人出现短暂性脑缺血、脑血栓等临床症状之后进行该手术。

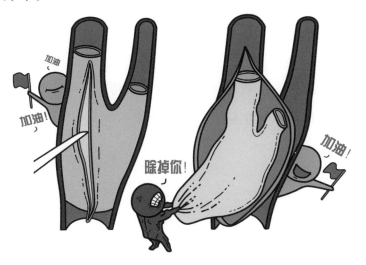

颈动脉严重狭窄，是选用支架置入术，还是选用内膜剥脱术呢

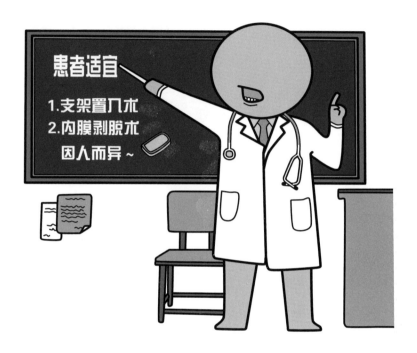

两种方法的疗效和安全性几乎一样。

有些病人适合支架置入术：如病变部位高，明显心功能障碍，不能耐受全麻等。

有些病人适合内膜剥脱术：如严重房室传导阻滞，严重钙化，对造影剂过敏，消化道出血无法耐受术后服两种抗血小板药物者。

介入手术或颈动脉内膜剥脱术常见副作用有哪些

围术期并发症有脑卒中、心肌梗死和死亡等。术后常见的并发症有伤口血肿、高血压、高灌注综合征和脑出血等。

（1）伤口血肿：术后伤口血肿是相对常见的一个并发症。伤口血肿一般相对较小，几乎很少引起不适。大的或有扩散倾向的血肿需要紧急处理。如气道未发生阻塞，则应在手术室对病人进行紧急血肿清理。如气道被血肿堵塞，则应该尽快打开伤口，清理血肿。在内膜剥脱术后关闭切口时进行细致的止血，是减少这一并发症的重要因素。

（2）高血压：高血压是颈动脉内膜剥脱术后一个很重要的并发症。血压控制不良会增加一些术后并发症如颈部血肿和高灌注综合征出现的危险。

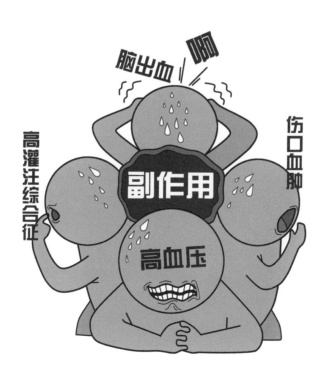

（3）高灌注综合征：颈动脉内膜剥脱术后的高灌注综合征常见于有严重狭窄和长期低灌注导致脑瘫或脑自动调节功能受损的病人。病人可出现头痛、呕吐等表现。

（4）脑出血：脑出血是继发于高灌注综合征的一个严重并发症。内膜剥脱术后出现颅内出血的相关危险因素有高血压、颈动脉严重狭窄、侧支循环差及 DSA 显示大脑中动脉血流速度慢。对有高灌注综合征危险的病人进行严格的血压控制，可以避免高灌注综合征，或限制高灌注综合征的严重程度。

因此，无论是支架治疗，还是颈动脉内膜剥脱术，必须有专业医生进行评估，并充分与病人和家属沟通后尚可实施。

什么是动脉瘤

动脉瘤是血管壁的"泡"，可由于先天性因素、动脉粥样硬化、外伤等引起。可见于任何年龄的人群，以中青年为主。

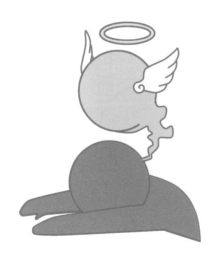

动脉瘤的破裂是蛛网膜下腔出血最常见的原因。换句话说，蛛网膜下腔出血的病人应该常规行血管造影检查寻找是否有动脉瘤，因为动脉瘤再出血很可能是致命的。

动脉瘤是肿瘤吗

虽然都叫"瘤",但二者完全是两回事。肿瘤是异常细胞的不断生长而形成,而动脉瘤是动脉管壁局部向外膨出而形成。

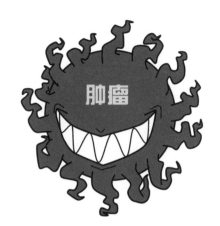

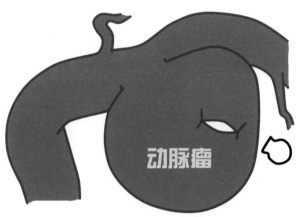

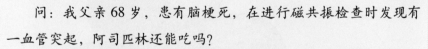

李某,女性,40 岁。

问:我父亲 68 岁,患有脑梗死,在进行磁共振检查时发现有一血管突起,阿司匹林还能吃吗?

答:磁共振检查发现的血管突起实际上是小的动脉瘤。对同时患有脑梗死和小动脉瘤的患者,是否应该服用阿司匹林目前还没有充分的医学证据。个人建议可以服用,目前并没有阿司匹林增加小动脉瘤出血概率的证据。

动脉瘤的两种治疗方法该如何选择

动脉瘤治疗有外科夹闭术和动脉瘤栓塞术两种方法，如何进行选择呢，下表可以帮助你大致了解两种处理方法的差异。

手术方法	原理	更适宜人群	创伤	价格
动脉瘤栓塞术	往动脉瘤内塞入弹簧栓，堵塞动脉瘤	高龄； 宽底动脉瘤； 巨大动脉瘤； 复杂动脉瘤	较小	较高
动脉瘤夹闭术	通过开颅，使用动脉夹夹闭动脉瘤	动脉瘤上有穿支血管； 出血量大伴血肿时，可以手术的同时清除血肿	较大	较低

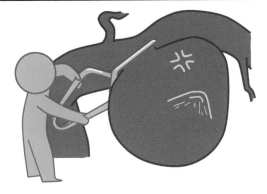

夹闭术

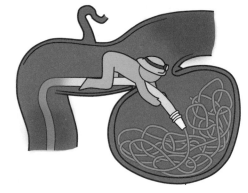

栓塞术

脑静脉畸形及其处理

正常动脉和静脉之间有毛细血管网，如果动脉和静脉之间缺乏这种毛细血管网，取而代之的是异常的血管团，称之为动静脉畸形。动静脉畸形是青年人发生卒中的常见原因，通过影像学检查有助于发现脑静脉畸形。

动静脉畸形治疗有两种方法：介入法和外科手术。介入法是通过介入技术，向动静脉畸形的血管内注入胶体，关闭动静脉畸形血管。外科手术是通过开颅去除畸形血管团。

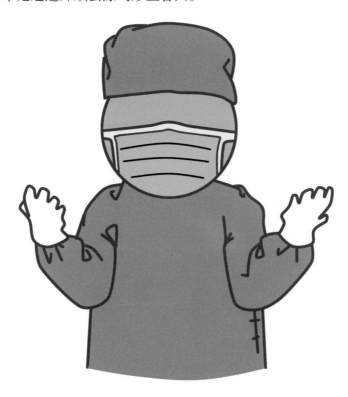

第五章　卒中后的护理

第一节　卒中后的挑战

发生了卒中是否就毁掉了一生

在人的一生中，可能会遇到各种各样的挫折，卒中就相当于人生的一个经历。尽管有些病人会严重残疾，但仍有许多病人能恢复，并继续过着积极而有意义的生活。卒中后，病人应该听从医生的建议，定期到医院随访，按时吃药，积极参加家庭和社会活动，保持健康的心理状态，同样能活出卒中后的精彩生活。

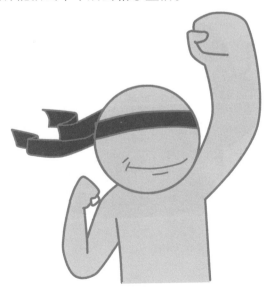

卒中后病人常出现哪些情绪变化

　　卒中后许多病人会出现情绪变化，短期的情绪变化在所难免。主要是情绪不稳，多为突发卒中产生的心理应激反应，有的表现为焦躁，有的表现为闷闷不乐，对身边的事物丧失兴趣。随着脑部功能的改善和对卒中认识的深入，上述负面情绪也会逐渐改善。大多数病人不需要治疗，但少数症状重、持续时间长者，需要心理医生、社会服务部门、精神科医师共同参与治疗。

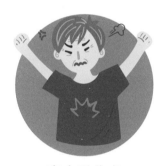

卒中后焦虑

动漫 11

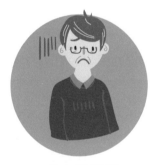

卒中后抑郁

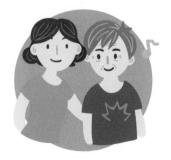

家人关心

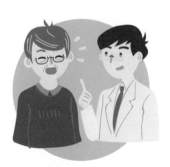

心理医生辅导

(1) 卒中后焦虑：卒中病人常常担心很多问题，例如：卒中是否会复发？什么时候复发？我还能工作吗？谁接替我的工作或料理家务？我是否会遭到别人的嫌弃？上述这些担心都会导致焦虑，卒中病人可以尝试一些方法，如听轻音乐、散步或其他休闲活动来缓解压力；严重者需要治疗。

下面的焦虑自评量表可以帮助您了解是否存在焦虑。

焦虑自评量表（SAS）

下面有 20 道题，每道题后有 4 个表格，分别表示：1，没有或很少时间；2，少部分时间；3，相当多时间；4，绝大部分时间或全部时间。请仔细阅读每道题，把意思弄明白，然后根据您最近一周的实际情况在适当的方格内画"√"（请在 10 分钟内完成）。

序号	问题	1	2	3	4
1	我觉得平常容易紧张和着急				
2	我无缘无故地感到害怕				
3	我容易心里烦乱或觉得惊恐				
4	我觉得我可能将要发疯				
5	我觉得一切都不好，会发生什么不幸				
6	我手脚发抖打颤				
7	我因为头痛、头颈痛和背痛而苦恼				
8	我感觉容易衰弱和疲乏				
9	我觉得心烦，不能安静坐着				
10	我觉得心跳得很快				

续表

序号	问题	1	2	3	4
11	我因为一阵阵头晕而苦恼				
12	我有晕倒发作的感觉或觉得要晕倒似的				
13	我觉得憋气，呼吸不畅				
14	我手脚麻木和刺痛				
15	我因为胃痛和消化不良而苦恼				
16	我常常要小便				
17	我的手常常是潮湿的				
18	我脸红发热				
19	我不易入睡，并且一夜睡得都不好				
20	我做噩梦				
	总分				

注：总分＞41分，您需要找医生了！

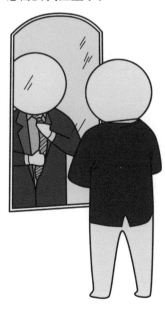

（2）卒中后抑郁：几乎所有的卒中病人都有不同程度的抑郁。病人觉得自己无法掌握自己的命运，连以前能轻松完成的事情都难以独立完成——这让他们很难接受。这种变化往往需要花费数周乃至数月的时间才能适应。医生、家人和朋友应该鼓励病人倾诉自己的情感，如悲伤、失意等。症状严重者，应向有经验的心理医生求助，也可以服用抗抑郁药物。

下面的抑郁自评量表可以帮助你了解是否存在抑郁。

抑郁自评量表（SDS）

下面有 20 道题，每道题后有 4 个表格，分别表示：1，没有或很少时间；2，少部分时间；3，相当多时间；4，绝大部分时间或全部时间。请仔细阅读每一题，把意思弄明白，然后根据您最近一周的实际情况在适当的方格内画 "√"（请在 10 分钟内完成）。

序号	问题	1	2	3	4
1	我觉得闷闷不乐，情绪低沉				
2	我觉得一天之中早晨最差				
3	我一阵阵哭泣或觉得想哭				
4	我晚上睡眠不好				
5	我吃得比平常少				
6	我与异性密切接触时没有以往愉快				
7	我发觉体重在下降				
8	我有便秘的苦恼				
9	我心跳比平时快				

续表

序号	问题	1	2	3	4
10	我无缘无故地感到疲乏				
11	我的头脑没有平常清楚				
12	我觉得经常做的事情有困难				
13	我觉得不安而平静不下来				
14	我对将来不抱有希望				
15	我比平常容易生气、激动				
16	我觉得作出决定是困难的				
17	我觉得自己是个没用的人，没有人需要我				
18	我的生活过得很没意思				
19	我认为如果我死了，别人会生活得好些				
20	平常感兴趣的事我不再感兴趣				
总分					

注：总分＞41分，您需要找医生了！

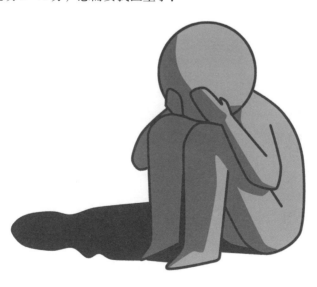

第二节　常用技能与方法

卒中早期该如何摆放瘫痪肢体

当卒中病人瘫痪时，瘫痪肢体的摆放位置非常重要，可参照下面建议的体位去做。

（1）平卧位：患侧上肢保持伸肘、伸腕、伸指的姿势放在身体旁边，肩下方可垫软枕。下肢可有两种摆放姿势：一种是屈髋、屈膝、弯腿、足踩在床上，另外一种是轻微弯腿，膝下方可垫软垫，脚尖向上勾，足底垫枕防止足下垂。

（2）健侧卧位：病人身体向前倾，患侧上、下肢下方垫软枕，上肢保持伸肘、伸腕、伸指姿势，下肢保持屈髋、屈膝姿势。

（3）患侧卧位：是较好的卧床姿势，可以增强力量和肌肉张力。患侧上肢尽量向前伸，避免肩部受压和后缩，上肢保持伸肘、伸腕、伸指姿势，下肢保持屈髋、屈膝姿势。

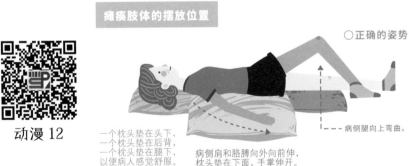

瘫痪肢体的摆放位置

○正确的姿势

动漫 12

一个枕头垫在头下，
一个枕头垫在后背，
一个枕头垫在腿下，
以便病人感觉舒服。

病侧肩和胳膊向外向前伸，
枕头垫在下面，手掌伸开。

病侧腿向上弯曲。

用技巧帮助病人解决实际困难

卒中急性期过后，肢体的力量开始恢复，当恢复到一定程度时，下列锻炼可以有效解决病人的一些实际困难。

锻炼1：上肢瘫痪时如何在床上活动

（1）平卧位，双手交叉，患侧大拇指在上，双上肢伸直放在肚子上；

（2）慢慢抬起上肢，保持伸肘姿势，举过头顶；

（3）将双手缓慢放回肚子上，反复训练。

若病人感到疼痛，可在无疼痛的范围内活动，然后逐渐扩展范围和加大幅度。若疼痛剧烈，则不宜动作过猛，但需要每天坚持，逐渐扩大运动范围。

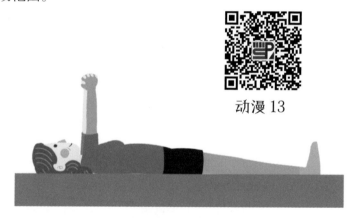

动漫13

锻炼2：瘫痪病人如何学习翻身

（1）病人平卧在床上，双手交叉，患侧大拇指在上，双上肢抬高保持伸直，双下肢弯曲，脚踏在床上；

（2）头转向一侧，随后双上、下肢向同一侧摆动，带动躯干翻身。

锻炼 3：瘫痪病人如何学习坐起

（1）先完成上述的翻身动作，用健侧脚勾患侧下肢移向床边，沿床缘垂下；

（2）用健侧手支撑床，抬起身体。

注意：必要时，家属可在肩部和骨盆处给予辅助力量。

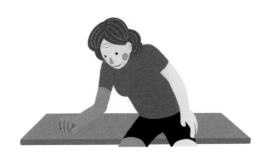

锻炼 4：瘫痪病人如何站起

（1）病人呈坐位，双脚踏在地面上，双脚分开与肩同宽，双脚适当向后；

（2）双手交叉，双上肢伸直，双手向前下方探；

（3）躯干前倾，抬头向上，抬臀站起。

经过适当的锻炼，病人瘫痪肢体的力量逐渐得到恢复，之后在专业康复师的帮助下可做更复杂的动作训练，直至康复。

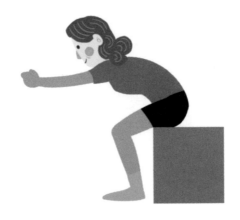

瘫痪病人跌倒后如何站起来

首先，应采取措施防止病人跌倒，以免引起骨折等损害。当不慎跌倒，无明显外伤，肢体有一定肌力时，可考虑自行或在他人帮助下站起来。

步骤 1：病人坐起，并移动身体，让健侧肢体靠于一椅子周围；

步骤 2：将健侧上肢放在椅子上，依靠健侧上、下肢力量，抬起臀部，努力使双下肢呈跪立位；

步骤 3：健侧上、下肢支撑，抬起身体，转动臀部朝向座椅，并坐在上面。

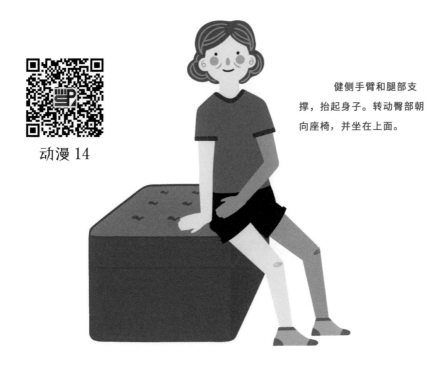

动漫 14

健侧手臂和腿部支撑，抬起身子。转动臀部朝向座椅，并坐在上面。

卒中病人如何进食和喂水

卒中可能导致口腔肌肉、舌肌和咽喉肌功能受累，使病人出现吞咽问题，引起吞咽困难。

吞咽困难有以下表现：吃饭或喝水时出现呛咳；说话音质异常；不能自发咳嗽；喉肌上下运动的能力下降等。

卒中后吞咽困难很常见，并且经常引起肺炎、营养不良等进而导致病情恶化。

如果有吞咽困难，应参考以下建议：

(1) 小口吃饭；

(2) 利用口腔肌肉力量强的一侧咀嚼；

(3) 每吃完一口后应当清一清喉咙和口腔；

(4) 用手指清除遗留在面颊内侧的食物，用一面小镜子看食物留在哪里；

(5) 咀嚼时不要说话；

(6) 每次饭后应刷牙。

动漫 15

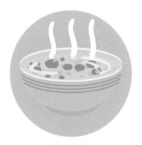

吃半流食

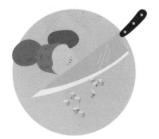

把食物切细碎

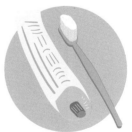

饭后刷牙

此外，语言治疗师能给您提供其他一些建议，如怎样改变饮食以利于吞咽。软食、流食等比较容易吞咽，例如苹果沙拉或粥比水更容易吞咽。您也可以尝试：

（1）把流食做得稠一点；

（2）把食物做软一点或柔滑一点（如土豆泥）；

（3）把大块食物切成小块做，如土豆沙拉；

（4）把食物在搅拌机里碾碎；

（5）随着吞咽功能的逐步康复，病人可逐渐回到正常饮食。

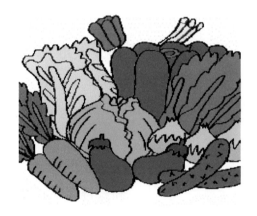

此外，一些病人在使用筷子、拿杯子或开瓶盖等某些动作行为上会出现困难，如果您遇到类似情况，请不要灰心。您需要时间学习和实践，或采用新的方式来逐渐适应。

张某，女，43岁。

问：我父亲脑梗死后遗留吞咽困难，可以吃鸡蛋羹吗？

答：吞咽困难的病人能否进食，需要专业的康复师进行评估。通常来说，严重的吞咽困难病人，不可以经口喂食，应通过鼻饲管喂食。而一些症状较轻的吞咽困难病人，在康复师建议下可以吃一些软食、半流食，可以喂食鸡蛋羹，但要注意让病人小口进食。

怎样与失语的病人交流

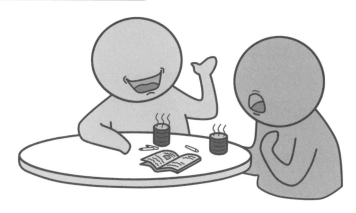

使用简短、简单的句子和病人交流。使用手势帮助并且鼓励病人尽可能地独立并继续享受生活。尽管有些行为可能实施起来会很困难（例如阅读），但可以采用替代方式（例如听磁带）。

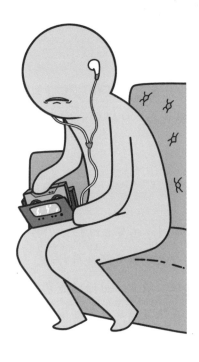

与语言治疗师密切合作能改善和获得交流能力。应该认识到，卒中病人在交流能力改善前有可能不想见亲戚和朋友，此时应该尊重他们的意愿，但同时应当增加他们与其他人交流的机会。首先，应当记住失语的病人和以前一样聪明，所以应继续如常对待他们，不要当面谈论他们，即使是在病人看上去不能理解语言的情况下也是如此，始终应将失语病人当作能理解并且希望成为交流的一份子。

失语治疗

语言障碍或失语是卒中后的常见症状。尽管语言和认知康复有助于恢复语言功能，但是我们仍在寻找一种能帮助加快这一进程的药物。失语是不能说话或说话时犹豫，找不到合适的词语表达，研究人员正在努力寻找能够作用于脑部这一机制的化学递质。虽然目前结果并不理想，但我们仍将不断寻找……

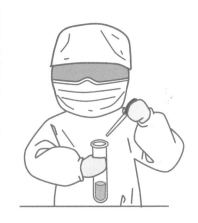

疼痛怎么办

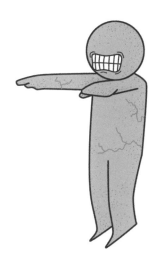

卒中后，病人如长期不活动，就会使肌肉和肢体变得僵硬，从而可引起疼痛。

随着运动能力的恢复，疼痛通常会消除。一定要活动瘫痪的肢体以保持其柔韧性。被动活动应具有针对性，防止肌肉、肌腱、韧带挛缩。被动活动不一定是负重活动，而是为全方位温柔伸展力弱肢体而进行的活动。如果患侧肩膀、手臂持续疼痛，活动手、肩、腕会有一定的帮助。需要注意的是，不当的活动会导致损伤，可使疼痛加重。不要经患侧胳膊抬扶病人。康复治疗和药物也能缓解疼痛，请向康复师和医生咨询更详尽的相关信息。对于一些少见病例，疼痛源自脑部病变，称为丘脑性疼痛，丘脑是传递感觉的中继站，此类疼痛较难控制。

疼痛加剧怎么办

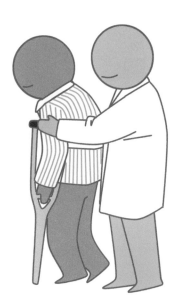

告知主管医生疼痛的情况，尤其是突发性疼痛。一定要遵从医嘱（康复训练），不要让关节过紧过僵。即使不能完全恢复正常状态，适当的活动仍能减轻疼痛。

卒中后病人能重返工作岗位吗

这个问题不好回答。是否能重返工作岗位取决于工作的性质和卒中造成的影响。例如，偏瘫病人可能不能再从事重体力劳动；若卒中对发病前所担任工作的能力影响不大，则将有望重返工作岗位。

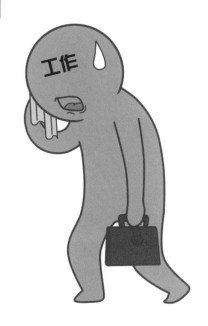

卒中后病人若不能重返原工作岗位怎么办

这里有一些选择可供您和卒中小组进行探讨：

（1）改变工作的方式：包括学习用一只手工作；给熟悉的同事打下手；若出现问题，知道应向谁求助。

（2）改变工作：接受再培训，进行再充电，有助于您找到合适的工种。

（3）确定自己无法重返工作岗位：您可能成为残疾人，长期接受社会保障救助。

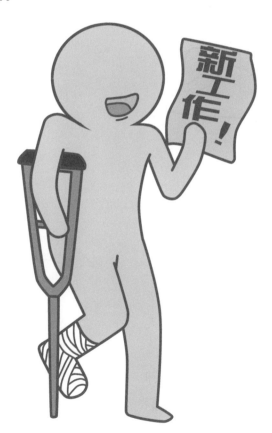

第三节 家 庭 关 爱

如何照顾卒中病人

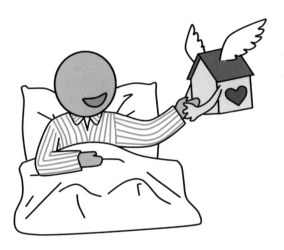

卒中对病人和家庭带来巨大的影响，家庭中每个人的作用和责任将会发生改变。病人可能无法承担原有的家庭责任，而其他成员需要分担绝大部分责任；来自家庭的关爱将在康复过程中扮演着最重要的角色。

（1）理解病人（家病交流）：病人有些行为可能与以往不同，可能出现言语表达不清，生活自理能力下降。要通过仔细观察病人，尝试领悟并理解病人行为举止的含义。由于家庭成员与病人有着独特的关系，可以通过家庭的温暖，与其进行良好的沟通和共享，理解他们的行为，使他们有信心建立新的沟通方式。

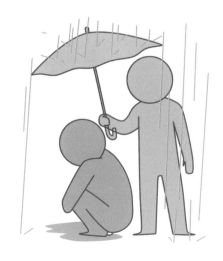

（2）系统护理：有些病人从家属那里得到的帮助可能有限，同时需要医务人员的帮助，包括去门诊、带病人外出。病人要学会处理一些事务，同时调动家庭成员、朋友及周围人的积极性，共同分担。

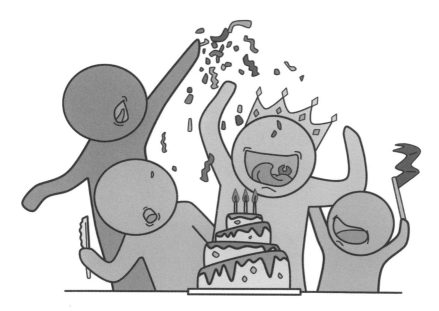

（3）了解自身的不足：作为家属，并不意味着完全放弃自身的生活而照顾病人，要适当协调自身的工作生活，可以寻求他人的帮助。

（4）为康复过程提供帮助：熟悉病人的康复方案，向医生、护士和康复师请教，学习家庭康复的方法，帮助病人恢复。

王某，女，41岁。

问：我父亲患脑梗死，左侧肢体偏瘫，在家里自己锻炼可以吗？

答：脑血管病，包括脑梗死和脑出血的康复治疗是很专业的问题，绝不是单靠意志力就够的，应当在康复师的指导下进行锻炼，否则锻炼的方法不对，反而产生危害。

家人如何帮助病人

　　当您的亲人因为卒中致残，穿衣、吃饭、梳头都发生困难时，您首先想到的可能是帮助他们。毕竟，他们现在独立完成这些动作时有困难，会产生挫折感。

　　但是，帮助并不总是能解决问题，全部帮病人完成可能使他们失去自己学习康复的机会，也可能带来更大的心理问题，他们会失去对自己的认同感。康复的目标是让病人独立生活。让您的亲人重获独立的唯一途径就是让他学会如何自己做这些简单的事，让他自己做，不管需要花多少时间。记住：帮助他们，但不要代替他们!

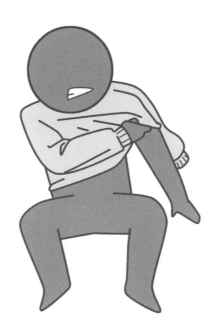

如果您的家庭成员患卒中，以下是您能做到的事：

（1）支持病人参与康复。

（2）与病人交谈，看望病人。您可以与他一起聊天、看电视、听收音机，进行一些他们能够参与的活动。

如果病人交流困难（失语），则应寻求语言治疗师的帮助。

参加一些病友之家和科普教育活动，知道尽可能多的帮助他们的方法。

参与一些康复的环节，学习一些基本康复技能，学习如何为病人提供最需要的帮助。

鼓励和帮助病人实践康复技能。

多与病人沟通，了解他们目前的想法和活动能力，确认康复计划符合病人的实际情况和病人的兴趣。

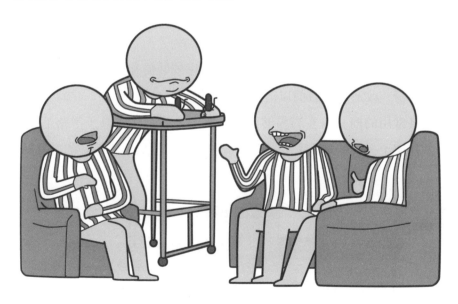

如何为病人回家做准备

（1）楼梯：安装扶手和轮椅斜坡（必要时）。若需要拐杖，可去除门槛。将门加宽，使轮椅出入自由。若病人行动困难，尽量选择有电梯的房屋。

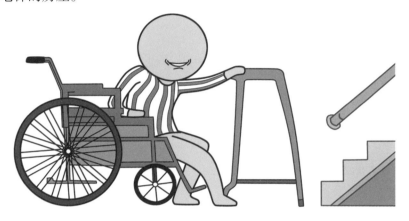

（2）厨房：若病人能开关火，可考虑安装旋钮电打火。确保厨房地板防滑，改造厨房台面以适合病人操作。

将常用的橱具放在容易够到的低层橱柜。为防止盘子滑落下来，可使用架子。有些病人需要买些特殊的餐具，例如不易摔碎的餐具。

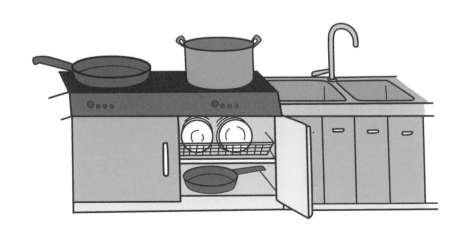

（3）洗澡：在卫生间安装扶手，使用可移动式喷头，使淋浴变得容易。为防止滑倒，安装吸盘垫、浴缸和 / 或淋浴防滑垫。使用浴缸的家庭可以在旁边放个防滑的椅子。坐便器对病人有一定的帮助。将肥皂用绳子拴在淋浴器上和使用长柄刷使洗澡变得容易些。若常规盥洗具很难使用，可考虑安装简便易行的洁具。

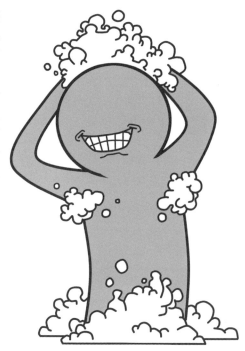

（4）卧室：买张矮床或病床。可能还要加个床档，有助于病人起床和躺下。尽可能使卧室变得方便生活，也要注意防滑。

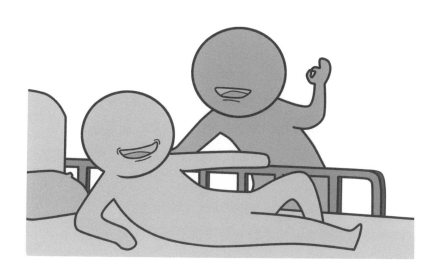

（5）健康饮食：良好的饮食在整个卒中康复中起着重要作用。病人食欲不佳、进食困难、行动不便及情绪低落都能影响进食，容易导致营养不良，抵抗力下降。因此，病人需要吃好来保持他们的体力。对于吞咽困难的病人，可以在康复师指导下，通过改变食物烹饪方式，改为流食或半流食，使病人能够方便进食，从而达到饮食平衡。

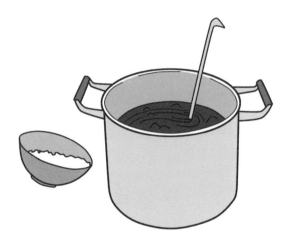

怎样吃到健康食品

吃饭好意味着不挑食，食欲好，同时适当活动。病人需要多种营养以保持健壮的身体。下面一些指导有助于您选择可口的饮食：

（1）多吃些碳水化合物，如全麦食品、谷物、米饭等。

（2）选择高纤维食物，如全麦食品、水果、蔬菜等。

（3）限制酒精的摄入，并记住酒精会干扰药物作用，在喝酒之前，需向医生咨询。

（4）减少脂肪的摄入，少吃肥肉、动物内脏。

（5）推荐谷类食品应占饮食的大部分，其次是蔬菜、水果、牛奶和奶制品，少量肉类。

卒中后如何保护双脚

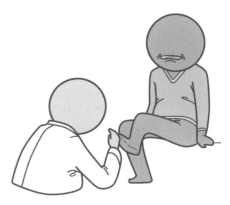

　　卒中后，由于脑、神经损伤导致肢体瘫痪、肌力减弱、感觉减退，病人走路的姿势常会发生变化，最终导致足部问题。应每天检查病人的脚，以早期发现异常。检查脚有无皲裂、水疱、酸痛、肿胀及皮肤颜色的改变。您还需要其他一些帮助，例如，若感到脚感觉减退，也许还未意识到脚上已经长了水疱或老茧；因此，需要朋友、家人或医务人员定期检查足底。尤其是糖尿病病人，出现任何感染征象，如红、肿、渗出、化脓，应及时告诉医生。

鞋子合适很重要

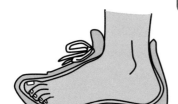

　　不合适的鞋子会带来很多隐患，会引起扭伤、疲劳、汗脚、鸡眼、老茧；若卒中影响走路，应买合适的鞋。最好选择天然原料，如皮革、粗布等制作的鞋，这样容易吸汗。

可以参考以下建议选择合适的鞋子：

（1）若脚已经出现肿胀，更换合适的鞋；

（2）事先测量一下双脚，按大脚的鞋号买；

（3）从一开始就选择舒适、合脚的鞋，买鞋子要多试穿不同样式；

（4）鞋子要高矮肥瘦合适，脚后跟觉得舒适。

理想的鞋子应该具备以下条件：低跟；软底；系带；深底、圆头；皮革或粗布面。

卒中后病人家属应保持什么样的情绪

卒中会对家庭中的每个成员产生不良影响。病人身心和情感的变化意味着整个家庭的生活方式将发生重大调整。作为家属，您需要担负起新的职责；此外，由于不能保证病人以后的恢复状况，可能存在永久的致残，这种担心会使您对病人、对生活感到精疲力竭、心灰意冷、孤立无援、情绪低落、恐惧，甚至迁怒于别人。这种感觉是正常的，也是可以理解的。但是作为家属，应该尽量做到以下几点：

（1）控制自己的情绪：要认识到任何情绪的产生都是正常的，因此不要对自己发脾气，而应该努力去调整。以下的建议或许对您有所帮助：

A.交流情感：向亲密的朋友或其他照料者倾诉自己的心声，与他人共勉可减轻压力。

B.学会放松：包括运动、阅读、听音乐等做自己感兴趣的事情。

C.关心周围所发生的事件和当地新闻：开阔视野，而不仅仅局限于家庭。多种兴趣、爱好很重要，读书、看电影能转移思绪，减轻压力。

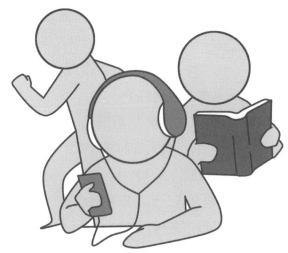

D.不要事事都做：要寻求家人、朋友、医疗机构的帮助，不要认为自己一刻也不能休息。

（2）获取精神寄托：与朋友交谈，特别是与有相关经验的朋友交谈，从中获得经验和精神支持。

（3）不要否定自身的需求：良好的身心状态对于家属很重要。在照顾好病人前，首先要照顾好自己。注意自己的饮食、休息、娱乐和锻炼等，不要过于疲劳。

（4）适当进行休假：不要放弃自己休假、娱乐的权利。您也需要休息，需要调整家庭内的气氛。另外，迁怒会使病人、家属与他人疏远。因此，要懂得适时休息，休息对您和病人都很必要。实际上，这对您保持尽责照顾别人的能力很重要。当放松回来后，您能将病人照顾得更好。

（5）寻求必要的帮助，将照顾病人的工作有效分解。例如，雇佣家政小时工，使您能脱身去做自己的事情或放松，也使病人有机会参与社会交往。

（6）适当放手，不要觉得自己必不可少。实际上，这会促进病人生活自理。离开一段时间会使病人和家属感到有新意，生活会更加融洽。

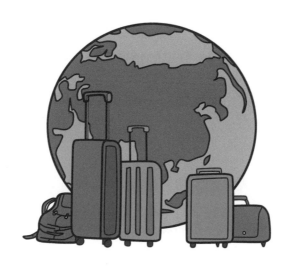

动 漫 目 录